爱生活享健康丛书

特效穴位疗疾

本书编写组◎编著

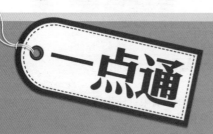

一点通

海峡出版发行集团 | 福建科学技术出版社
THE STRAITS PUBLISHING & DISTRIBUTING GROUP FUJIAN SCIENCE & TECHNOLOGY PUBLISHING HOUSE

图书在版编目（CIP）数据

特效穴位疗疾一点通 /《特效穴位疗疾一点通》编
写组编著 . —福州：福建科学技术出版社，2014.3
（爱生活享健康丛书）
ISBN 978-7-5335-4463-8

Ⅰ . ①特…　Ⅱ . ①特…　Ⅲ . ①穴位按压疗法
Ⅳ . ① R245.9

中国版本图书馆 CIP 数据核字（2013）第 306991 号

书　　名	**特效穴位疗疾一点通**
	爱生活享健康丛书
编　　著	本书编写组
出版发行	海峡出版发行集团
	福建科学技术出版社
社　　址	福州市东水路 76 号（邮编 350001）
网　　址	www.fjstp.com
经　　销	福建新华发行（集团）有限责任公司
印　　刷	福建彩色印刷有限公司
开　　本	700 毫米 × 1000 毫米　1/32
印　　张	9
图　　文	288 码
版　　次	2014 年 3 月第 1 版
印　　次	2014 年 3 月第 1 次印刷
书　　号	ISBN 978-7-5335-4463-8
定　　价	19.90 元

书中如有印装质量问题，可直接向本社调换

目 录

CONTENTS

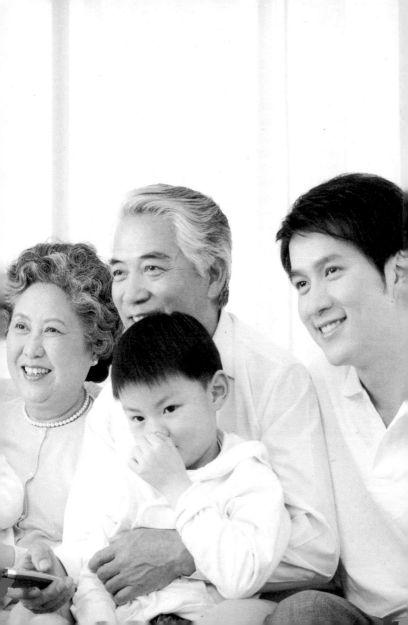

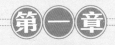

第一章

防治头面部病症穴位

　　头面部病症涉及的范围较广，可包括头痛、眉棱骨痛、目痛、目干、视力减退、夜盲、鼻塞、耳鸣、耳聋、耳朵流脓、脸颊肿大、面痒、牙痛、口眼歪斜、淋巴结肿大等。本单元介绍的 20 个穴位，对大部分的头面部疼痛或不适都具有缓解、改善的功效。这 20 个穴位中很多是面部的穴位，有些分布于眼周，对于这样的穴位，针刺时要尤为小心，不可伤及眼睛。无熟练针灸经验者，不建议对这些穴位采用针法，有些穴位亦不可灸。

睛明

缓解眼睛红肿，疼痛

腧穴位置

在面部，内眼角上方 0.1 寸的凹陷处。左右各 1 穴。

按摩功效 按摩此穴可有效缓解腰痛。

针灸功效 针灸此穴可治疗近视眼、视神经炎、视神经萎缩、青光眼、夜盲等。

BL1 睛明

眼睛红肿疼痛、发痒，或近视、目眩、迎风流泪、夜盲、色盲等。

·按摩方法·

以食指向下按压30秒后放开，重复做几次。左右穴都要做。

⭐ 小提示

正坐合眼。手指置于内侧眼角稍上方，轻轻按压可感有一凹陷处即为此穴。

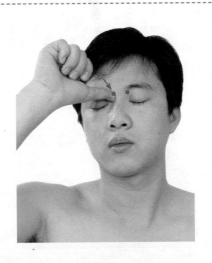

攒竹

适用于眉棱骨痛及一切眼部疾患

腧穴位置

眉毛内侧端，眶上切迹处。左右各 1 穴。

按摩功效 腰背肌扭伤时按压此穴可缓解疼痛。

针灸功效 针灸此穴还可治疗头痛、眶上神经痛、三叉神经痛、面神经麻痹、呃逆等。

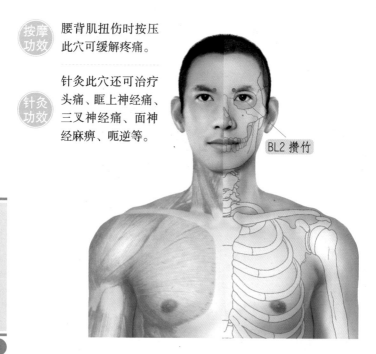

BL2 攒竹

眉棱骨痛、头痛脑昏，以及一切眼部疾患。

·按摩方法·

以食指向下按 30 秒后放开，重复按摩几次。左右穴都做。

★ 小提示

正坐或侧卧。皱眉，可见眉毛内侧端有一隆起处即为
此穴。

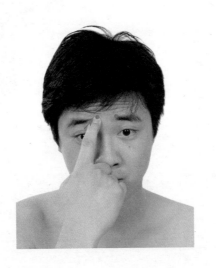

丝竹空

缓解眼睛红肿疼痛、眨眼不止

眉毛尾端凹陷中。左右各 1 穴。

按摩功效 按摩此穴可治疗眼部疾病及头部疾病，如头痛、头晕、目眩、目赤疼痛。

针灸功效 针灸此穴可缓解颜面神经麻痹、牙齿疼痛等。

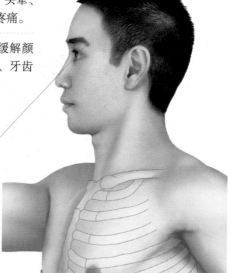

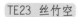

TE23 丝竹空

· 主　治 ·

眼睛红肿疼痛、目眩、眨眼不止、牙痛、口眼歪斜等。

· 按摩方法 ·

以食指向下按压 30 秒后放开，重复按摩几次。左右穴都做。

★ 小提示

正坐或侧卧位。手指沿眉毛走行从内向外后推，至眉梢处可触及一凹陷处，按压有酸胀感即为此穴。

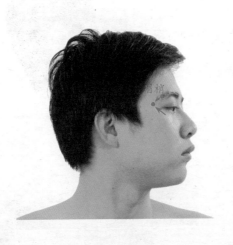

阳白

缓解目痛、迎风流泪

腧穴位置

在前额部，眉毛中央直上 1 寸（约患者 1 拇指宽）。左右各 1 穴。

长期按摩此穴对面神经麻痹、面肌痉挛、眶上神经痛有改善作用。

针灸此穴可治疗眼科疾病

GB14 阳白

·主　治·

眼睛疼痛、目眩、眨眼不止、迎风流泪、眉棱骨痛、前额痛等。

·按摩方法·

以食指向下点按30秒后放开，重复按摩几次。左右穴都做。

★ 小提示

正坐或仰卧位。眼向前平视，自眉中（正对瞳孔）直上拇指1横指处即为此穴。

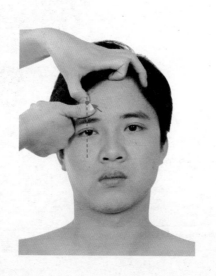

瞳子髎 改善眼睛红肿疼痛、视力模糊

腧穴位置

在面部,外眼角旁开0.5寸,眶骨外侧缘凹陷中。左右各1穴。

按摩功效

经常按摩此穴对结膜炎、角膜炎、视网膜炎、夜盲、视神经萎缩、近视有很好的保健作用。

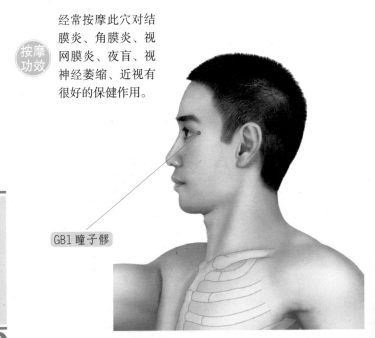

GB1 瞳子髎

· 主　　治 ·

眼睛红肿疼痛、迎风流泪、视力减退、头痛、口眼歪斜等。

· 按摩方法 ·

以食指向下点按 30 秒后放开，重复点按几次。左右穴都做。

★ 小提示

正坐或侧卧位。目外眦旁，外眼角纹头尽处。

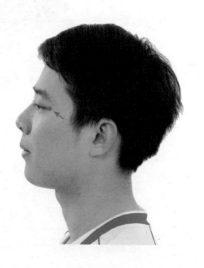

头临泣 适用于眼、鼻部不适症状

腧穴位置

由眉毛中点直上，入发际 0.5 寸（约患者 1 小指宽）。左右各 1 穴。

按摩功效 按摩此穴可改善头痛、目眩、目赤痛、流泪等症状

针灸功效 针灸此穴可缓解鼻塞、鼻窦炎、耳聋、近视、眶上神经痛等。

GB15头临泣

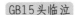

眼部病症，如白内障、迎风流泪、目眩、外眼角痛，鼻部病症，头痛，偏头痛等。

· 按摩方法 ·

以食指向下点按30秒后放开，重复按摩几次。左右穴都做。

⭐ 小提示

正坐或仰卧位。眼向前平视，自眉中（正对瞳孔）直上入前发际拇指半横指处即为此穴。

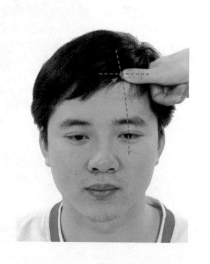

第一章　防治头面部病症穴位

◎ 目窗 改善眼痛、目眩与鼻塞

腧穴位置

由眉毛中点直上，入发际1.5寸（约患者2横指宽）。左右各1穴。

按摩功效

经常按摩此穴可减轻神经性头痛、眩晕等。

针灸功效

结膜炎、视力减退、牙痛、感冒时针灸此穴也有较好的疗效。

GB16目窗

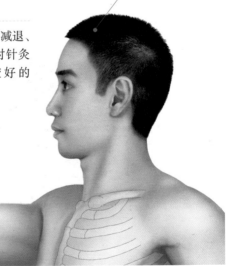

眼睛红肿疼痛、目眩、鼻塞、头痛等。

・按摩方法・

以食指向下按压 30 秒后放开，重复几次。左右穴都做。

⭐ 小提示

正坐或仰卧位。自眉中（正对瞳孔）直上入发际 2 横指，按压有酸胀感处即为此穴。

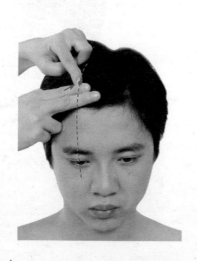

耳尖

点刺出血可解热消炎

在耳廓的上方，当折耳向前时，耳廓上方的尖端处。左右各 1 穴。

按摩功效 经常按摩可有效改善急性结膜炎，角膜炎，偏正头痛等。

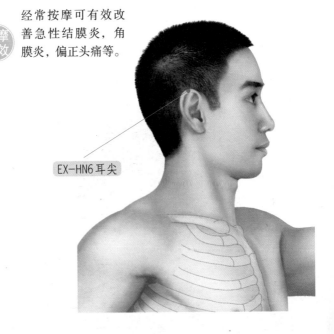

EX-HN6 耳尖

· 主　治 ·

眼睛红肿疼痛、白内障、发热等。

· 按摩方法 ·

以拇指、食指夹按 30 秒后放开，重复按摩几次。左右穴
都做。

★ 小提示

坐位或仰卧位。将耳廓折向前方，耳廓上方的尖端处即
为此穴。

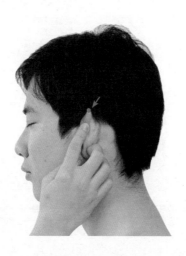

第一章　防治头面部病症穴位

17

鱼腰

改善眼睛红肿疼痛、眨眼不止

腧穴位置

眉毛中央。左右各 1 穴。

按摩功效

坚持按摩可改善目赤肿痛、眼睑下垂、近视、急性结膜炎等。

针灸功效

针灸此穴可缓解面神经麻痹、三叉神经痛。

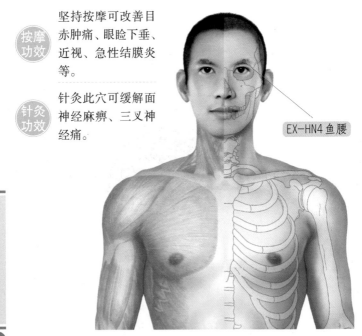

EX-HN4 鱼腰

眼睛红肿疼痛、白内障、眉棱骨痛、眼睑下垂、不停眨眼等。

·按摩方法·

以拇指或食指按压 30 秒后放开，重复几次。左右穴都做。

⭐ 小提示

正坐位或仰卧位，直视前方。从瞳孔直上眉毛中即为此穴。

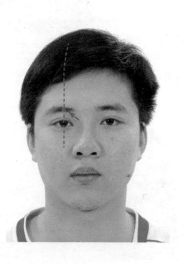

○ 玉枕 改善目眩、头颈痛

由后发际中点直上 2.5 寸（约患者 4 横指宽），再往左右 1.3 寸（约患者 2 横指宽）。左右各 1 穴。

按摩功效 经常按摩可改善青光眼、近视眼、鼻炎、口疮。

针灸功效 针灸此穴可缓解枕神经痛、视神经炎、嗅觉减退。

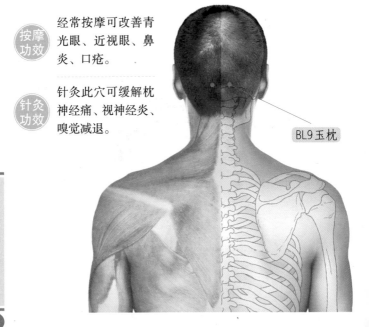

BL9玉枕

眼睛疼痛、目眩、鼻塞、头痛、颈痛等。

·按摩方法·

以拇指向下按压30秒后放开，重复几次。左右穴都做。

⭐ 小提示

正坐。沿后发际正中向上轻推至触及枕骨，由此旁开2横指，在骨性隆起的外上缘可及一凹陷处，即为此穴。

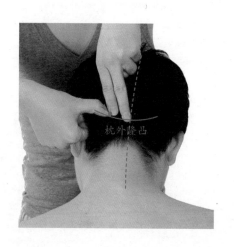

枕外隆凸

阳溪 眼、喉、齿、腕痛皆适用

腧穴位置

在腕背横纹桡侧，拇指上翘时下方所出现的凹陷处，即拇短伸肌腱与拇长伸肌腱之间的凹陷中。左右各 1 穴。

经常按摩此穴对鼻炎、扁桃体炎、耳聋、耳鸣、结膜炎、角膜炎、面神经麻痹、癫痫具有一定的调理保健效果。

坚持艾灸此穴，可减轻腕关节及周围软组织疾病，如腕部腱鞘炎。

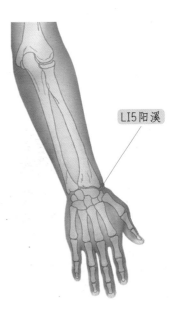

LI5 阳溪

· 主　治 ·

眼睛红肿疼痛，头痛，咽喉肿痛，牙痛，手腕疼痛或麻痹、发热等。

· 按摩方法 ·

以拇指向下按压 30 秒后放开，重复按几次；或握空拳敲打数分钟。左右穴都做。

★ 小提示

伸臂俯掌。拇指向上翘，可见腕横纹前鼓起来一根筋（即拇长伸肌腱），同时手掌缘也有稍微鼓起的一根筋（即拇短伸肌腱），两筋与腕骨、桡骨茎突所形成的凹陷处即为此穴。

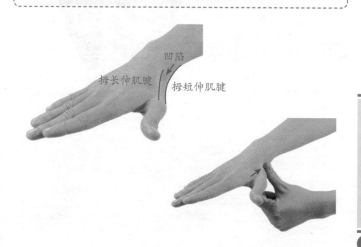

凹陷

拇长伸肌腱

拇短伸肌腱

风池

适用于各种目疾、鼻病、耳症

腧穴位置

在后发际中点与耳垂连线的中点上，即胸锁乳突肌与斜方肌上端之间的凹陷中。左右各 1 穴。

按摩此穴，对脑卒中、高血压、头痛、脑动脉硬化、无脉症具有良好的疗效。

在此穴刮痧，对癫痫、失眠、落枕、肩周炎、中风后遗症、感冒也有一定的调理作用。

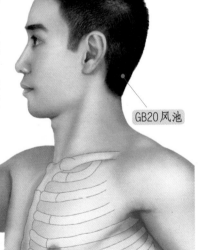

GB20 风池

·主　治·

各种目疾、鼻病、耳症，如眼炎、鼻炎、耳聋、耳鸣，以及风寒感冒、中风、头痛、高血压等。

·按摩方法·

以拇指按压30秒，连续按压5次以上；或以指尖肌肉敲打数分钟，重复几次。左右穴都做。

⭐小提示

正坐或俯伏位。在后头骨下两条大筋外缘陷窝中，大致与耳垂齐平处，用力按压有酸胀、脑部沉重感，即为此穴。

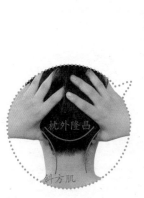

枕外隆凸

斜方肌

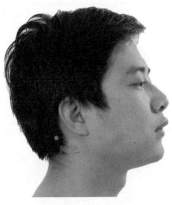

风池

◎ 偏历　聪耳明目兼止痛

腧穴位置

在手臂上，当侧腕屈肘时，在前臂背面桡侧，当阳溪与曲池连线上，腕背侧远端横纹上 3 寸（约患者 4 横指宽），或手腕与手肘之间 1/4 处。左右各 1 穴。

针灸功效

针灸此穴对鼻出血、结膜炎、耳聋、耳鸣、牙痛有很好的疗效。

刮痧功效

在此穴刮痧可治疗面神经麻痹、扁桃体炎、前臂神经疼痛等。

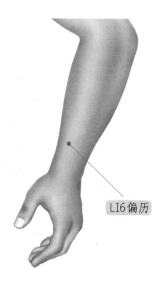

LI6偏历

耳鸣、耳聋、眼睛红肿、鼻血不止、咽喉痛、手臂疼痛、水肿等。

· 按摩方法 ·

以拇指向下按 30 秒后放开，重复几次；或握空拳敲打数分钟。左右穴都做。

⭐ 小提示

两手虎口垂直交叉。当中指端落于前臂背面，所指处有一凹陷，即为此穴。

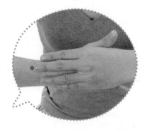

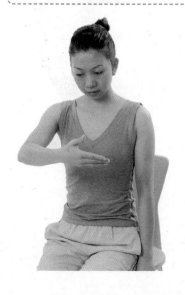

第一章　防治头面部病症穴位

翳风 缓解面部疼痛不适

腧穴位置

在耳垂后方，下颌角和乳突之间凹陷中。左右各1穴。

按摩功效
坚持按摩此穴对耳聋耳鸣、头痛、牙痛、腮腺炎有保健作用。

针灸功效
针灸此穴可改善腮腺炎、下颌关节炎、面神经麻痹、面肌痉挛。

TE17 翳风

第一章 防治头面部病症穴位

耳鸣、耳聋、耳部流脓、脸颊肿大、牙痛、口眼歪斜、淋巴结节肿大等。

· 按摩方法 ·

以食指向上按 30 秒后放开，重复几次。左右穴都做。

★ 小提示

正坐或侧伏位。将耳垂向后按，正对耳垂的边缘，按压有凹陷处（张口时凹陷更明显）即为此穴。

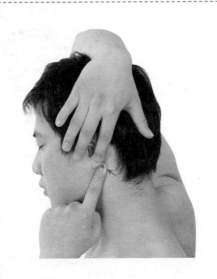

第一章　防治头面部病症穴位

角孙 缓解齿痛、耳鸣与眼肿

在耳尖正上方入发际处。左右各 1 穴。

按摩功效 按摩此穴可明显缓解眩晕症状。

针灸功效 针灸此穴可治疗头痛项强、腮腺炎、牙龈炎、视神经炎、眼部疾病等。

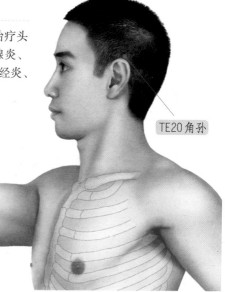

TE20 角孙

耳鸣、眼睛红肿疼痛、牙龈肿大、牙痛、脸颊肿大等。

·按摩方法·

以食指向下按压 30 秒后放开，重复几次。左右穴都做。

★ 小提示

正坐或侧伏位。将耳翼向前方折曲，当耳翼尖所指之发际，张口时有一凹陷处即为此穴。

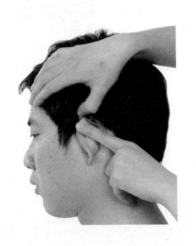

耳门

适用于各种耳病与牙痛

腧穴位置

张口，耳屏上切迹前方，下颌骨髁状突稍上方凹陷中；必须张口取穴。左右各1穴。

针灸功效 针刺此穴可改善耳聋耳鸣、中耳炎、牙痛、下颌关节炎、口周肌肉痉挛等。

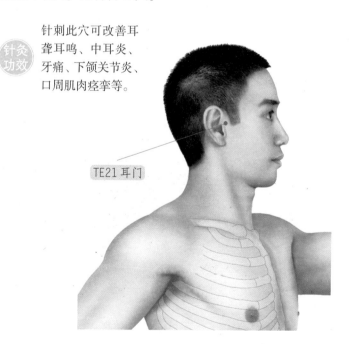

TE21 耳门

·主　治·

耳鸣、耳聋、耳朵流脓、牙齿痛等。

·按摩方法·

以食指向下点按 30 秒后放开，重复几次。左右穴都做。

★ 小提示

正坐或侧伏位。手指置于耳屏上方、下颌骨髁突后缘，
轻按压有一浅凹处，张口时浅凹更明显，即为此穴。

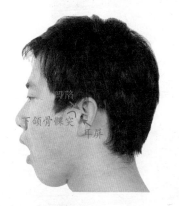

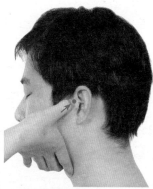

第一章　防治头面部病症穴位

听宫

适用于各种耳病与牙痛

【腧穴位置】

张口，耳屏前，下颌骨髁状突的后缘凹陷中；必须张口取穴。左右各 1 穴。

按摩功效 按压此穴还可调理失音症、聋哑等。

针灸功效 针灸此穴可治疗耳鸣、耳聋、中耳炎、外耳道炎等。

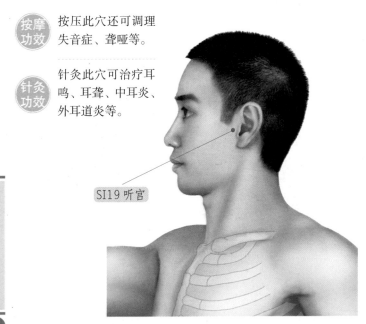

SI19 听宫

·主　治·

耳鸣、耳聋、耳朵流脓、牙痛、失音症等。

·按摩方法·

以食指向下按压30秒后放开，重复按摩几次。左右穴都做。

⭐ 小提示

侧坐位，微张口。在耳屏与下颌关节之间可触及一凹陷
处即为此穴。

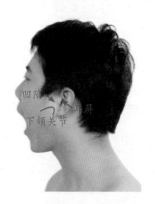
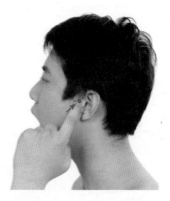

听会

适用于各种耳病、牙痛与脸肿

腧穴位置

张口，耳屏切迹前，下颌骨髁状突的后缘凹陷中；必须张口取穴。左右各 1 穴。

按摩功效 按摩此穴可缓解突发性耳聋、中耳炎、颞关节功能紊乱、腮腺炎、牙痛、咀嚼肌痉挛等。

针灸功效 针灸此穴对面神经麻痹、脑血管后遗症也有一定的调理功效。

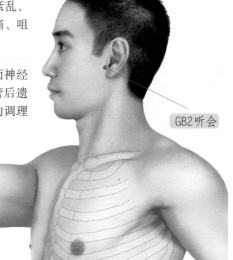

GB2 听会

· 主　治 ·

耳鸣、耳聋、脸颊肿大、牙痛、口眼歪斜等。

· 按摩方法 ·

以食指向下按压 30 秒后放开，重复按摩几次。左右穴都做。

★ 小提示

正坐或侧伏位。在耳前，手指置于耳屏下方、下颌骨髁突后缘按压有一浅凹处，张口时该浅凹深陷，即为此穴。

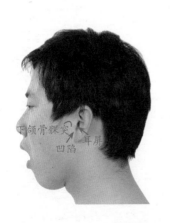
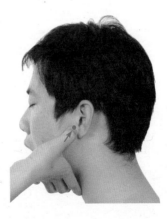

侠溪 改善头痛、胁痛与乳房胀痛

腧穴位置

在足背，即第 4、5 趾趾缝间，就在趾蹼缘后方。左右各 1 穴。

按摩功效
坚持按摩此穴对脑卒中、高血压有一定的调理作用。

针灸功效
针灸此穴可缓解下肢麻痹、坐骨神经痛、肋间神经痛、偏头痛等。

刮痧功效
长期刮痧此穴对耳鸣耳聋者也有保健功效。

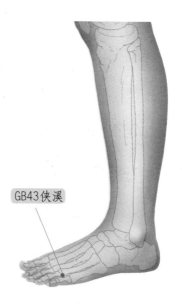

GB43侠溪

耳鸣、耳聋、眩晕、外眼角痛、头痛、脸颊肿、胁痛、发热、乳房胀痛等。

·按摩方法·

以拇指向下直按 30 秒后放开，重复几次；或握空拳敲打数分钟。左右穴都做。

⭐ 小提示

坐位或仰卧位。在足背部第 4、5 两趾之间连接处的缝纹头，按压有酸胀感处，即为此穴。

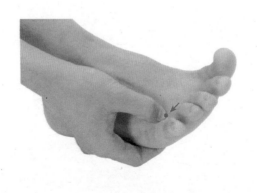

太溪　改善耳鸣、耳聋、牙痛、咽痛

腧穴位置

在内踝尖与跟腱之间凹陷处，约与内踝尖平齐。左右各
1 穴。

在此穴按摩可缓解发热、下肢瘫痪、足跟痛、腰肌劳损等。

针灸此穴主治泌尿生殖系统和呼吸系统疾病，对咽痛、口腔炎、耳鸣也有一定的疗效。

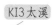

KI3 太溪

· 主　治·

耳鸣、耳聋、牙痛、咽喉干痛、眩晕。

· 按摩方法·

以拇指向下按压 30 秒后放开，重复按几次；或握空拳敲打数分钟。左右穴都做。

★ 小提示

坐位垂足或仰卧位。由足内踝尖向后推至与跟腱之间凹陷处（大约当内踝尖与跟腱间之中点），按压有酸胀感，即为此穴。

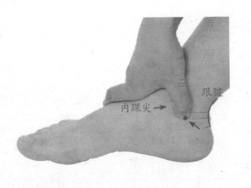

内踝尖→

跟腱

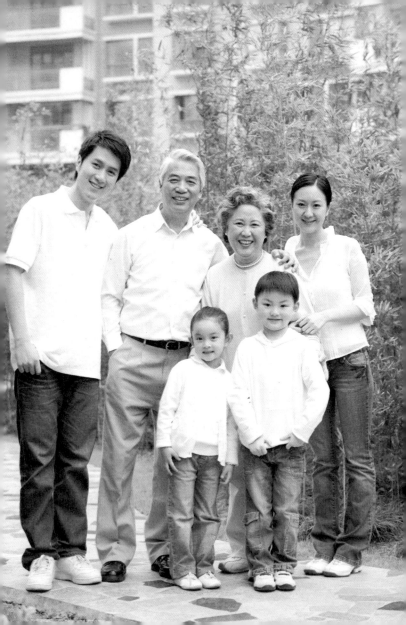

第二章
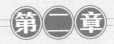

防治呼吸道病症穴位

　　据统计，由于环境污染与饮食不当等因素，现在患支气管哮喘的儿童越来越多，若成年后还无法改善，严重的发作时还有致命的危险。如果长期咳嗽、咽喉肿痛就要小心了。本单元介绍的 7 个穴位，主要适用于缓解呼吸道常见病症，如咳嗽、咳痰、咽喉肿痛、气喘等。

颈百劳 止咳定喘

腧穴位置

在颈后部，第 7 颈椎棘突直上 2 寸（约患者 3 横指宽），
再向左右旁开 1 寸（约患者 1 拇指宽）处。左右各 1 穴。

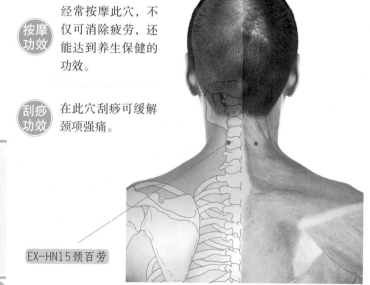

按摩
功效　经常按摩此穴，不仅可消除疲劳，还能达到养生保健的功效。

刮痧
功效　在此穴刮痧可缓解颈项强痛。

EX-HN15颈百劳

第二章　防治呼吸道病症穴位

44

咳嗽、气喘、颈部僵硬、落枕、颈部淋巴肿块等。

· 按摩方法 ·

以拇指向下按压 30 秒后放开，重复按摩几次。左右穴都做。

⭐ **小提示**

正坐位或屈肘俯卧，低头。可见颈背部交界处椎骨有一高突，并能随颈部左右摆动而转动者即是第 7 颈椎，从该椎体直上 3 横指，再旁开拇指 1 横指处，按压有酸胀感，即为此穴。

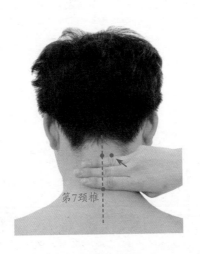

第7颈椎

璇玑

止咳、定喘、祛痰、止痛

腧穴位置

在前正中线上，胸骨柄中央，胸骨上窝往下1寸（约患者
1横指宽）。仅有1穴。

按摩功效
经常按摩此穴改善
咳嗽、气喘、气管
炎、胸膜炎等。

针灸功效
针灸此穴可调理胃
肠功能；改善咽喉
炎、扁桃体炎等。

刮痧功效
在此穴刮痧可减轻
咽喉肿痛。

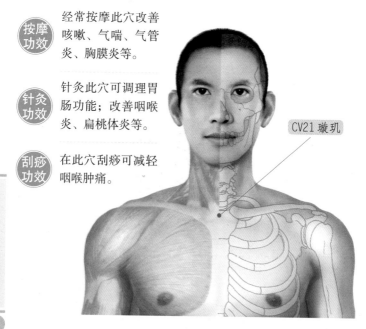

CV21 璇玑

气喘、咳嗽、胸痛、胸闷、痰多、咽喉肿痛等。

·按摩方法·

以拇指向下按压 30 秒后放开，重复按摩几次；或握空拳敲打数分钟。

★ 小提示

仰卧或仰靠坐位。从天突沿前正中线向下量 1 横指即为此穴。

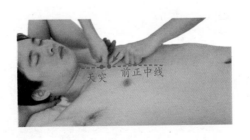

天突　前正中线

◎ 尺泽

定喘止嗽，缓解支气管炎

腧穴位置

在手臂掌侧，微屈肘，肘横纹上，肱二头肌肌腱的桡侧凹陷中，或手肘内侧大筋之外侧缘。左右各 1 穴。

按摩功效
按摩此穴对肺炎、支气管炎、支气管哮喘等有一定疗效。

拔罐功效
经常在此穴拔罐，可治疗肘关节疾病、脑血管病后遗症、皮肤过敏、瘙痒等。

刮痧功效
感冒发热时刮痧此穴可退热。

LU5 尺泽

咳嗽、气喘、咽喉肿痛、扁桃体炎、支气管炎、肩痛、皮肤过敏瘙痒、乳房肿块、膝关节内侧痛、中风半身不遂、小儿惊风痉挛。

· 按摩方法 ·

以拇指向下按压30秒后放开，重复按压几次。左右穴都做。

⭐ 小提示

正坐，手掌向上，肘部稍微弯曲。用食指沿肘横纹从外（桡）侧向内（尺）侧触摸，在肘弯正中可摸到一条粗大的筋腱（肱二头肌），靠这条大筋的外边（桡侧）的肘弯横纹上凹陷处，压之有酸胀感，即为此穴。

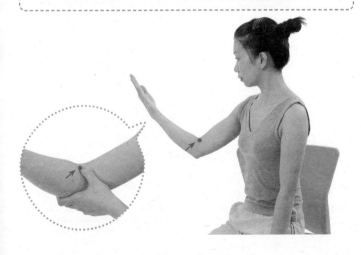

第二章　防治呼吸道病症穴位

◉ 合谷 改善咳嗽、咽喉肿痛

在手背第 1、2 掌骨之间，约第 2 掌骨桡侧中点处。左右各 1 穴。

 针灸功效 针灸此穴还可治疗癫痫、中风偏瘫、小儿惊厥等。

 拔罐功效 此穴拔罐，还可缓解腰扭伤、落枕、腕关节痛。

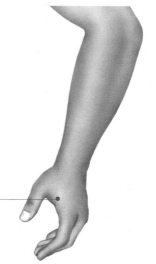

LI4 合谷

第二章 防治呼吸道病症穴位

50

咳嗽、咽喉肿痛、头痛、偏头痛、颈项痛、胃痛、痛经、
下腹痛、牙痛、上肢疼痛、滞产、婴幼儿抽搐痉挛、闭经、
鼻病、脸颊肿大、口眼歪斜、耳聋、便秘等。

·按摩方法·

以拇指向下按压 30 秒后放开，重复几次。左右穴都做。

⭐ 小提示

拇、食两指张开。以另一手的拇指指间横纹正对虎口指
蹼缘上，屈指，拇指尖所指之处，按压有明显酸胀感，
即为此穴。

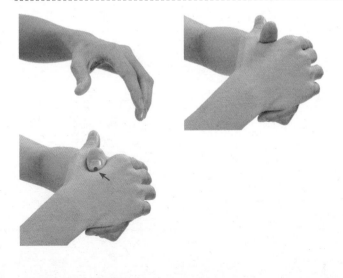

第二章　防治呼吸道病症穴位

◎ 列缺

腧穴位置

在前臂，桡骨茎突上方，腕掌侧远端横纹上 1.5 寸。左右各 1 穴。

按摩功效

经常按摩此穴，可缓解感冒、头痛、咽痛、面神经麻痹、三叉神经痛、颈椎病等头颈部疾病。

艾灸功效

艾灸此穴可治疗哮喘、咳嗽、腕关节疼痛等。

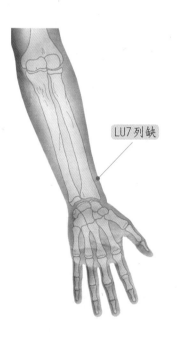

LU7 列缺

咳嗽、气喘、咽喉肿痛、咳痰唾血、尿血、小便赤涩、牙痛、口眼歪斜、吞咽困难、心胸腹痛、瘀滞腰痛、头痛、偏头痛、颈部僵硬、手腕疼痛无力、痔疮肛肿等。

·按摩方法·

以拇指向下按压 30 秒后放开，重复按几次；或握空拳敲打数分钟。左右穴都做。

★ 小提示

两手虎口相交，一手食指压在另一手的桡骨茎突上，食指尖端到达的凹陷处，触摸时可感有一裂隙，即为此穴。

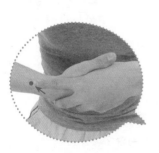

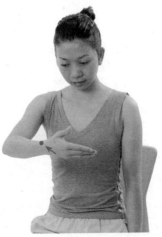

第二章　防治呼吸道病症穴位

53

◎ 鱼际 咳嗽、咯血、失声

在手第 1 掌骨中点之桡侧，赤白肉际处。左右各 1 穴。

针灸此穴能治疗呼吸系统疾病，如感冒、扁桃体炎、支气管炎、支气管哮喘等；鼻出血、手指肿痛时。

艾灸此穴可明显缓解症状。

LU10 鱼际

第二章 防治呼吸道病症穴位

咳嗽、咯血、咽喉肿痛、突然失声、发热、掌中热等。

· 按摩方法 ·

以拇指向下按压 30 秒后放开，重复几次。左右穴都做。

⭐ 小提示

坐位或卧位。仰掌，在第 1 掌指关节后，第 1 掌骨中点，掌后白肉隆起（大鱼际肌）的边缘（赤白肉际处），按压有酸胀处即为此穴。

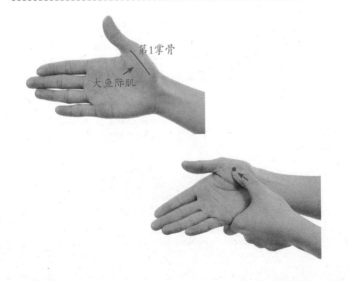

第1掌骨

大鱼际肌

太溪 咽喉干痛、气喘

腧穴位置

在足内踝尖与跟腱之间凹陷处，约与内踝尖平齐。左右各1穴。

 针灸功效 针灸此穴主治泌尿生殖系统和呼吸系统疾病，对咽痛、口腔炎、耳鸣也有一定的疗效。

 刮痧功效 在此穴刮痧可缓解发热、下肢瘫痪、足跟痛、腰肌劳损等。

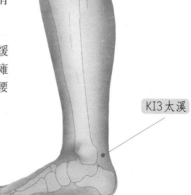

KI3 太溪

咯血、气喘、咽喉干痛、牙痛、腰脊痛、糖尿病、遗精、阳痿、尿频、月经不调、不寐、头晕、耳鸣、耳聋。

· 按摩方法 ·

以拇指向下按压 30 秒后放开，重复按几次；或握空拳敲打数分钟。左右穴都做。

⭐ 小提示

坐位垂足或仰卧位。由足内踝尖向后推至与跟腱之间凹陷处（大约当内踝尖与跟腱间之中点），按压有酸胀感，即为此穴。

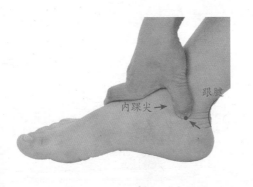

跟腱

内踝尖

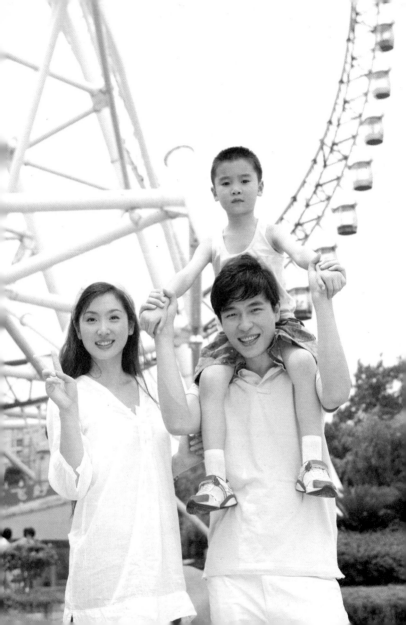

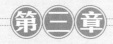

第二章
防治乳腺疾病穴位

现今乳腺肿瘤患者相当多，使乳腺肿瘤成为许多女性的心头阴霾。其实乳腺有肿块未必一定是恶性，有时早期发现者只要用穴道刺激加服药之后，也能好转，但一定要注意辨证。建议女性定期自我检查乳腺，发现胸部肿块后应早期去正规医院就诊，以确认肿块的性质。在接受治疗阶段，配合本单元介绍的穴位按摩方法，效果会更好。

太冲

防治乳房肿块、忧郁症等

腧穴位置

在足背侧，第1、2跖骨结合部之前的凹陷中。左右各1穴。

按摩功效

经常按摩此穴也可调理高血压、心绞痛、下肢痉挛等。

针灸功效

坚持针灸此穴对消化系统、泌尿生殖系统和头面部疾病均有较好疗效。

刮痧功效

长期在此穴刮痧，还可治疗胸肋胀痛、乳痈等。

LR3 太冲

乳房肿块、肝病、忧郁症、躁郁症、癫痫、气喘、鼻塞、
鼻炎、喉痛、头痛、肩背痛、胁痛、脚肿、口眼歪斜、晕眩、
小儿惊风痉挛、经血不止、遗尿、小便不利、疝气、失眠等。

·按摩方法·

以拇指向下按压 30 秒后放开，重复按几次；或握空拳敲打
数分钟。左右穴都做。

★ 小提示

坐位或仰卧位。由第 1、2 趾间缝纹向足背上推，至第 1、
2 跖骨之间跖骨底结合部前方，可感有一凹陷处即为
此穴。

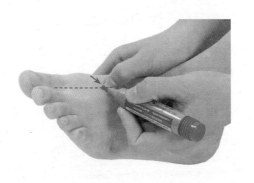

○ 尺泽

缓解乳房肿痛、过敏与膝内侧痛

在手臂掌侧，微屈肘，肘横纹上，肱二头肌肌腱的桡侧凹陷中，或手肘内侧大筋之外侧缘。左右各 1 穴。

按摩功效 按摩此穴对肺炎、支气管炎、支气管哮喘等有一定疗效。

拔罐功效 经常在此穴拔罐，可治疗肘关节疾病，脑血管病后遗症，皮肤过敏、瘙痒等。

刮痧功效 感冒发热时刮痧此穴可退热。

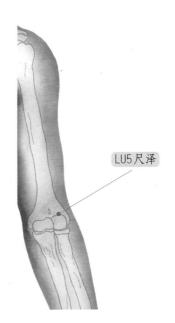

LU5 尺泽

乳房肿痛、咳嗽、气喘、咽喉肿痛、扁桃体炎、支气管炎、皮肤过敏瘙痒、肩痛、膝关节内侧痛、中风半身不遂、小儿惊风痉挛等。

·按摩方法·

以拇指向下按压30秒后放开，重复按压几次。左右穴都做。

★ 小提示

正坐，手掌向上，肘部稍微弯曲。用食指沿肘横纹从外（桡）侧向内（尺）侧触摸，在肘弯正中可摸到一条粗大的筋腱（肱二头肌腱），靠这条大筋的外边（桡侧）的肘弯横纹上凹陷处，压之有酸胀感，即为此穴。

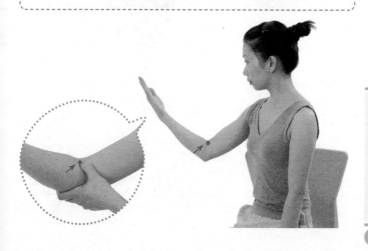

肩井 适用于乳房硬块、淋巴肿块、手举不高

在肩上，第 7 颈椎棘突下（大椎）和肩峰连线的中点处。左右各 1 穴。

经常按摩此穴对高血压、脑卒中、神经衰弱、乳腺炎、功能失调性子宫出血等有一定的疗效。

在此穴刮痧可缓解落枕、颈项肌痉挛、肩背痛等软组织疼痛。

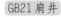

GB21 肩井

乳房硬块、淋巴肿块、颈项僵硬疼痛、肩背痛、手臂举不高、中风、难产。

· 按摩方法 ·

以拇指向下按压 30 秒后放开，重复按几次；或握空拳敲打数分钟。左右穴都做。孕妇禁用。

⭐ 小提示

先取大椎与肩峰最高点，再取两者连线的中点，在两筋之间，按压有明显酸胀感处即为此穴。

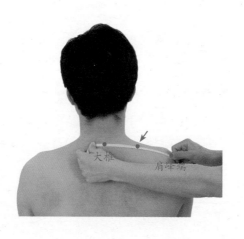

大椎　　肩峰端

第三章 防治乳腺疾病穴位

日月

腧穴位置

乳头直下，第7肋间隙处。左右各1穴。

坚持按摩此穴对黄疸、膈肌痉挛、胃及十二指肠溃疡、肝炎、胆囊炎有一定的保健作用。

肋间神经痛时艾灸此穴可缓解疼痛。

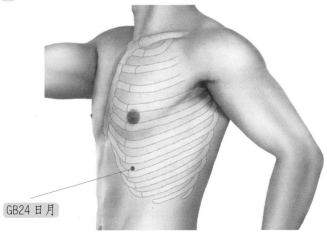

GB24 日月

第三章 防治乳腺疾病穴位

· 主　治 ·

乳房硬块、呕吐、吞酸、胸胁痛、黄疸等。

· 按摩方法 ·

以拇指向下按压 30 秒后放开，重复按压几次；或握空拳敲打数分钟。左右穴都做。

★ 小提示

正坐或仰卧位。自乳头垂直向下摸 3 个肋间隙（即第 7 肋间隙），按压有酸胀感处即为此穴。

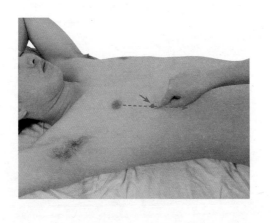

乳根

适用于乳房硬块、乳汁不足及胸部不适等

腧穴位置

乳头直下，第 5 肋间隙处。左右各 1 穴。

针灸功效

经常针灸此穴对乳腺疾病有特效，如乳汁不足、乳腺炎等。

刮痧功效

在此穴刮痧还可治疗胸肺部疾病，如胸闷、哮喘、慢性支气管炎、胸膜炎、肋间神经痛等。

ST18乳根

乳房硬块、胸肿、胸痛、咳嗽、气喘、乳汁不足、小儿鸡胸等。

以拇指向下按压 30 秒后放开，重复按几次；或握空拳敲打数分钟。左右穴都做。

⭐ **小提示**

正坐或仰卧。从乳头（乳头距前正中线 4 寸，所在间隙平第 4 肋间隙）沿垂直线向下摸 1 个肋间隙（即在第 5 肋间隙），按压时有酸胀感处即为此穴。

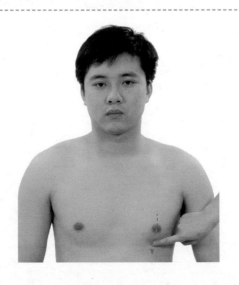

第三章　防治乳腺疾病穴位

足临泣

适用于乳房胀痛、乳房肿块、淋巴结肿大等

在足背外侧，第4、5跖骨结合部前方凹陷中，当小趾伸肌肌腱的外侧。

针灸功效 针灸此穴对乳腺疾病有特效，如乳汁不足、乳腺炎等。

刮痧功效 在此穴刮痧还可治疗胸肺部疾病，如胸闷、哮喘、慢性支气管炎、胸膜炎、肋间神经痛等。

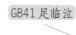

GB41 足临泣

乳房胀痛、乳房肿块、淋巴结肿大、头痛、眩晕、胁痛、
足背肿痛、脚趾痉挛疼痛、月经不调等。

· 按摩方法 ·

以拇指向下按压 30 秒后放开，重复按几次；或握空拳敲打
数分钟。左右穴都做。

⭐ 小提示

坐位或仰卧位。小趾向上翘起，在第 4、5 跖骨之间可
见一凸起肌腱（即小趾伸肌腱），在该肌腱的外侧缘凹
陷处，用力按压明显酸胀感，即为此穴。

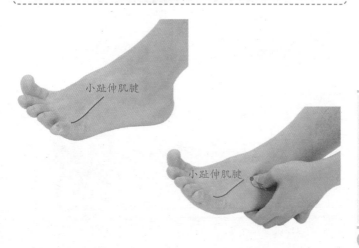

小趾伸肌腱

小趾伸肌腱

少泽 适用于乳汁少、乳房肿块等

在手背上，小指尺侧，指甲角后约 0.1 寸。左右各 1 穴。

按摩功效 按压此穴可缓解热证、扁桃体炎、咽炎、结膜炎、头痛等。

针灸功效 针灸此穴对于乳腺炎、乳汁分泌不足、前臂神经痛有一定的保健作用。

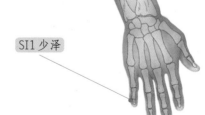

SI1 少泽

乳汁少、乳房肿块、咽喉肿痛、眼睛红肿、白内障、头痛、发热、昏迷不醒等。

· 按摩方法 ·

以手指向下按压 30 秒后放开，重复按几次。左右穴都做。

⭐ 小提示

俯掌伸指。沿手小指指甲底部与小指尺侧缘引线（即掌背交界线，或称赤白肉际处）的交点处，距指甲角约 0.1 寸，即为此穴。

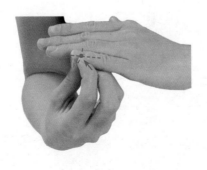

第三章　防治乳腺疾病穴位

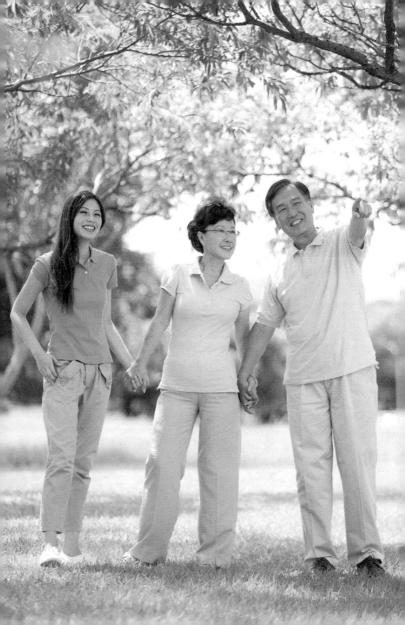

第四章

防治痔疾穴位

古人有所谓"十男九痔"之说，其实女性因为怀孕、生产压迫，以及时常久站等因素，患痔疮者并不比男性少。而且，随着现代人工作日益繁忙、生活节奏日益加快，以及环境、饮食习惯等的改变，痔疮已成为现代人最常见的隐疾了，尤其是在 20 ~ 50 岁的人群中。本单元介绍的几个穴位有防治痔疮之功效，可以经常自我揉按，但切记孕妇不宜。

二白

改善痔疾、烦躁与癫痫

腧穴位置

在前臂掌侧，由腕掌侧远端横纹正中往上4寸，桡侧腕屈肌腱两侧各1穴。左右手各2穴。

针灸功效
针刺此穴对痔疮有特效。

艾灸功效
艾灸此穴还可改善脱肛。

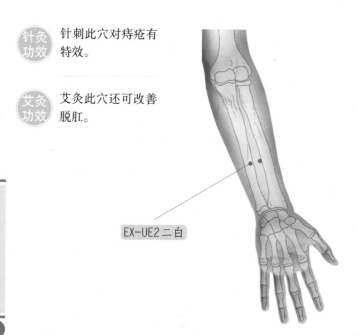

EX-UE2 二白

· 主 治 ·

痔疾、烦躁、癫狂病症、胸闷缺氧、心痛、心悸、肘臂痛、胃痛、恶心、呕吐、打呃不止、失眠等。

· 按摩方法 ·

以拇指向下按压30秒后放开，重复按压几次。左右穴都做。孕妇禁用。

★ 小提示

伸臂立掌。握拳用力，可见前臂拇指侧有一条索筋（桡侧腕屈肌腱）明显凸起。从腕横纹直上量两个3横指，与该索筋交点两侧，用力按压有酸胀感处，即为此穴。

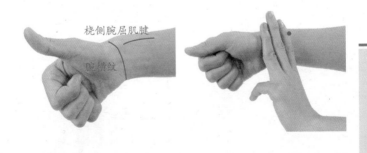

桡侧腕屈肌腱

腕横纹

列缺 改善痔疮红肿、瘀滞腰痛

改善痔疮红肿、瘀滞腰痛

腧穴位置

在前臂，桡骨茎突上方，腕掌侧远端横纹上 1.5 寸。左右各 1 穴。

按摩功效

经常按摩此穴，可缓解感冒、头痛、咽痛、面神经麻痹、三叉神经痛、颈椎病等头颈部疾病。

艾灸功效

艾灸此穴可治疗哮喘、咳嗽、腕关节疼痛等。

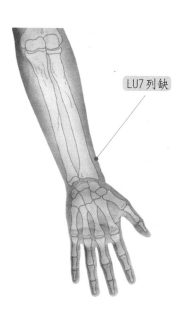

LU7 列缺

痔疮肛肿、咳嗽、气喘、咽喉肿痛、咳痰唾血、尿血、小
便赤涩、牙痛、口眼歪斜、吞咽困难、心胸腹痛、瘀滞腰痛、
头痛、偏头痛、颈部僵硬、手腕疼痛无力等。

· 按摩方法 ·

以拇指向下按压 30 秒后放开，重复按几次；或握空拳敲打
数分钟。左右穴都做。

★ 小提示

两手虎口相交，一手食指压在另一手的桡骨茎突上，食
指尖端到达的凹陷处，触摸时可感有一裂隙，即为此穴。

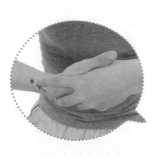

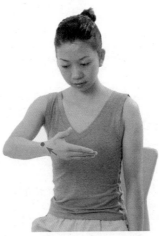

委中

適用于痔疮、胃肠疾患

腧穴位置

在膝盖正后面的腘横纹中点，当股二头肌肌腱与半腱肌肌腱的中间。左右各 1 穴。

针灸功效　坚持针灸此穴可治疗消化系统和神经系统疾病。

按摩功效　经常按摩此穴可改善湿疹、风疹、荨麻疹等皮肤病。

拔罐功效　在此穴拔罐可治疗腰背痛、风湿性关节炎等。

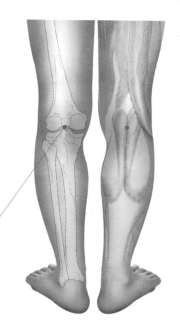

BL40委中

痔疮、急性胃肠炎、肠炎、腹痛、吐泻、感冒、腰背疼痛或扭伤、髋关节不利、半身不遂、下肢痉挛或痿痹、流行疫病、丹毒等。

· 按摩方法 ·

以拇指向下按压 30 秒后放开，重复按几次；或握空拳敲打数分钟。左右穴都做。

⭐ 小提示

俯卧位或坐位。在腘窝横纹上，左右两条大筋（股二头肌腱、半腱肌腱）的中间（相当于腘窝横纹中点处），按压有动脉搏动感，即为此穴。

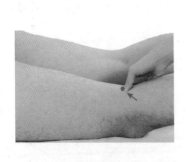
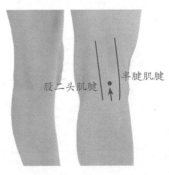

股二头肌腱　半腱肌腱

承山

缓解痔疮、痔漏疼痛

腧穴位置

腓肠肌肌腹下，约在小腿后面中央处，即伸直小腿或足跟上提时腓肠肌肌腹下出现尖角凹陷处（腓肠肌内、外侧头分开的地方，呈"人"字形沟）。左右各1穴。

针灸此穴可改善腰肌劳损、小腿抽筋、下肢瘫痪等。

坚持按摩此穴可治疗痔疮、脱肛等。

在此穴拔罐还可缓解坐骨神经痛、小儿惊风、痛经等。

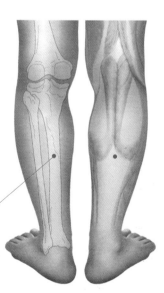

BL57 承山

痔疮、痔漏疼痛。

以拇指向下按压 30 秒后放开，重复按几次；或握空拳敲打数分钟。左右穴都做。

⭐ 小提示

①直立，足尖着地，两手上举按墙。在腓肠肌下部可见一"人"字纹，在其下可触及一凹陷处，即为此穴。
②俯卧位或侧卧位。取一标有二等分的弹性皮筋，将皮筋两端点与腘窝横纹中点、外踝尖对齐，在皮筋的中点，按压有凹陷处即为此穴。

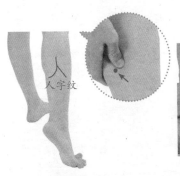

人
人字纹

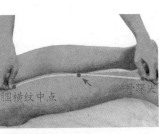

腘横纹中点　　　　外踝尖

第四章 防治痔疾穴位

83

承筋 改善痔疾、腿部疼痛抽筋

腧穴位置

在小腿后面，当委中与承山的连线上，腓肠肌肌腹中央，委中下 5 寸。左右各 1 穴。

 按摩功效

急性腰扭伤、小腿抽筋或麻痹时揉按此穴，可明显缓解症状。

 拔罐功效

在此穴拔罐可缓解便秘。

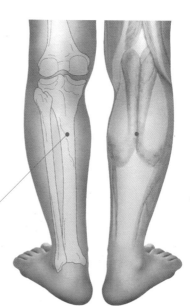

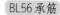

BL56 承筋

·主　治·

痔疾、腿部疼痛抽筋、腰背拘紧。

·按摩方法·

以拇指向下按压 30 秒后放开，重复按几次；或握空拳敲打数分钟。左右穴都做。

⭐ 小提示

俯卧位或坐位，小腿用力。在小腿后面可见一肌肉明显隆起，此即腓肠肌，腓肠肌肌腹中央处按压有酸胀感，即为此穴。

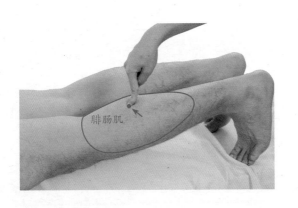

腓肠肌

第四章　防治痔疾穴位

● 飞扬 缓解痔疾、腰背痛、腿无力

腧穴位置

在外踝尖与跟腱之间凹陷中（昆仑）直上 7 寸（约患者 9 横指宽），承山外下方 1 寸处。左右各 1 穴。

针灸功效
针灸此穴可治疗风湿性关节炎、痔疮、膀胱炎、癫痫、眩晕等。

按摩功效
小腿肌肉疲劳时，按摩此穴也可改善症状。

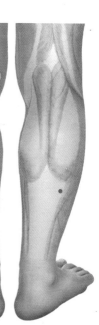

BL58 飞扬

痔疾、腰背痛、腿软无力、头痛、目眩、鼻塞、鼻血不止等。

·按摩方法·

以拇指向下按压 30 秒后放开，重复按几次；或握空拳敲打数分钟。左右穴都做。

⭐ 小提示

俯卧位或侧卧位。取一标有二等分的弹性皮筋，将皮筋两端点与腘窝横纹中点、外踝尖对齐，在皮筋的中点再往下方外侧量 1 横指，按压有酸胀感处即为此穴。

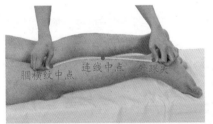

腘横纹中点　　连线中点　　外踝尖

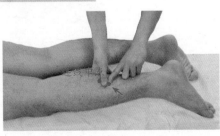

连线中点

命门

适用于久痔脱肛、痔血、肾气不足

腧穴位置

在腰心，第2腰椎棘突下，约与肚脐相对 (肚脐的正后方)。仅有1穴。

针灸此穴可治疗生殖系统疾病，如遗精、阳痿、早泄、前列腺炎、白带增多、月经不调、滑胎等。

在此穴拔罐可改善腰痛、五更泻、小儿惊痫、胃下垂等。

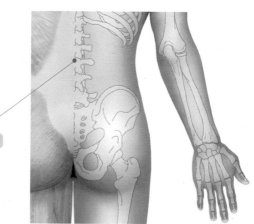

GV4命门

第四章 防治痔疾穴位

88

久痔脱肛、痔血、肾气不足(肾虚)、遗精、腰痛、不孕不育、精力衰退、夜尿、子宫肌瘤、卵巢囊肿等。

· 按摩方法 ·

以拇指向下按压 30 秒后放开，重复按几次；或握空拳敲打数分钟。

· 附　注 ·

命门向左、向右、向下 1 寸（患者 1 拇指宽）处，均是治痔疮的要穴，古人多用艾草灸之，甚效。

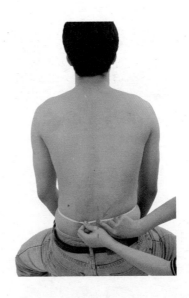

★ 小提示

坐位或俯卧位。取一线过脐水平绕腰腹一周，该线与后正中线交点处，按压有凹陷处即为此穴。

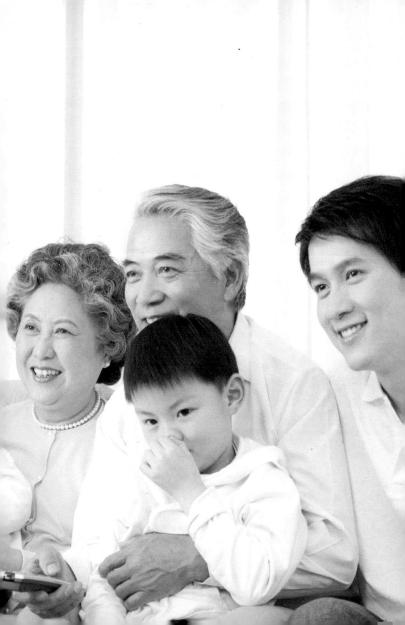

第五章

防治皮肤病穴位

日常生活中人们常常受到皮肤病的困扰，常见的有各种皮炎、荨麻疹、皮癣等，常见的症状是出现各种皮损（如红肿、疹子等）、瘙痒，十分恼人。其实这些烦人的皮肤病问题都可以经由按摩正确的穴位而改善症状或加速好转，如能配合中医食疗效果更佳。

○ 曲池

清热祛风，缓解荨麻疹

腧穴位置

在手肘外侧，屈肘，当肘横纹外端凹陷处，为尺泽与肱骨外上髁连线之中点。左右各 1 穴。

针灸功效 针灸此穴可治疗脑血管病后遗症、肩周炎、肘关节炎。

拔罐功效 在此穴拔罐，对皮肤病、过敏性疾病有一定的疗效。

刮痧功效 在此穴刮痧，可治疗感冒、肺炎、咽炎、牙痛、甲状腺肿大等。

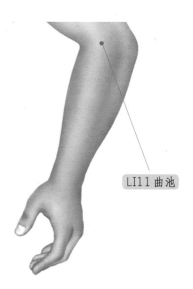

LI11 曲池

荨麻疹、发热、淋巴结肿块、眼睛红肿疼痛、牙痛、咽喉肿痛、
腹痛、吐泻等。

以拇指向下按压 30 秒后放开，重复按压几次。左右穴都做。

★ 小提示

屈肘成直角（形如拱手作揖）。肘弯横纹尽头处，即为
此穴。

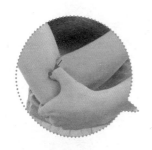

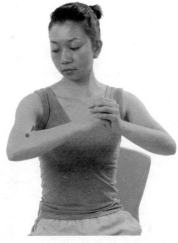

第五章　防治皮肤病穴位

93

◉ 风市

全身瘙痒不安、腰腿酸痛

腧穴位置

在大腿外侧中线上，当腘横纹上 7 寸，或直立垂手时，中指尖所点处。左右各 1 穴。

刮痧功效
刮痧主治下肢瘫痪、腰腿痛、膝关节炎、坐骨神经痛、股外侧皮神经炎等。

针灸功效
针灸此穴也可缓解头痛、眩晕、小儿麻痹后遗症、荨麻疹、耳鸣等。

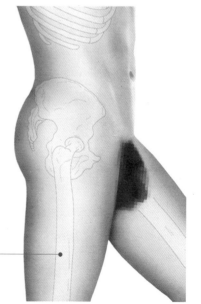

GB31 风市

全身瘙痒不安、腰腿酸痛、下肢麻痹或萎缩、坐骨神经痛、脚气病等。

·按摩方法·

以拇指向下按压 30 秒后放开，重复按几次；或握空拳敲打数分钟。左右穴都做。

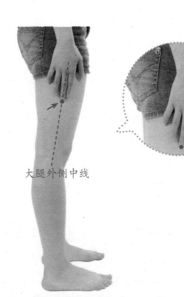

★ 小提示

直立。两手自然下垂，中指尖到达的地方，按压有酸胀感，即为此穴。

大腿外侧中线

〇 阳溪　适用于荨麻疹、疥疮

腧穴位置

在腕背横纹桡侧，拇指上翘时下方所出现的凹陷处，即拇短伸肌腱与拇长伸肌腱之间的凹陷中。左右各 1 穴。

经常按摩此穴对鼻炎、扁桃体炎、耳聋、耳鸣、结膜炎、角膜炎、面神经麻痹、癫痫具有一定的调理保健效果。

坚持艾灸此穴，可减轻腕关节及周围软组织疾病，如腕部腱鞘炎。

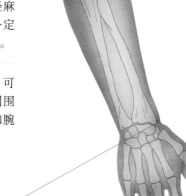

LI5 阳溪

荨麻疹、疥疮、眼睛红肿痛、头痛、咽喉肿痛、牙齿痛、手腕疼痛或麻痹、发热等。

·按摩方法·

以拇指向下按压 30 秒后放开，重复按几次；或握空拳敲打数分钟。左右穴都做。

⭐ 小提示

伸臂俯掌。拇指向上翘，可见腕横纹前鼓起来一根筋（即拇长伸肌腱），同时手掌缘也有稍微鼓起的一根筋（即拇短伸肌腱），两筋与腕骨、桡骨茎突所形成的凹陷处即为此穴。

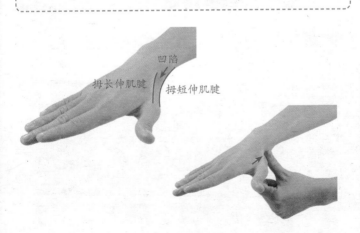

凹陷

拇长伸肌腱　　拇短伸肌腱

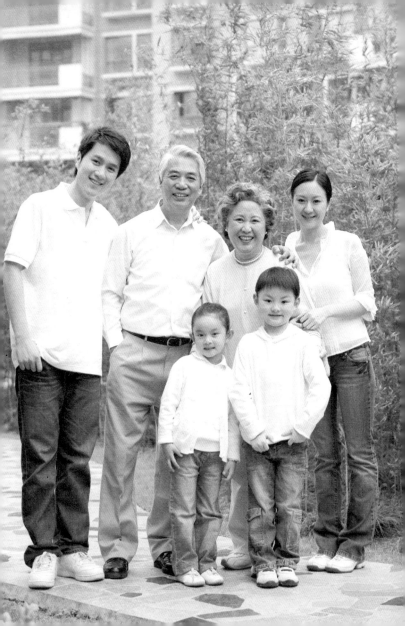

第六章

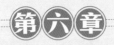

缓解落枕、颈痛穴位

几乎每个人都曾有过落枕的经历，严重时那种一转动就痛的感觉真难以用言语形容。除落枕外，其他由神经、肌肉、关节引起的颈、肩、背部的疼痛不适，也是人们日常生活中常常会遇到的。这些问题说大不大，说小也不小，至少会让人一整天无法自如地活动，严重的甚至可能持续几天。如若因为这样的小病小痛就去拥挤的医院排队就诊，感觉也划不来。其实这类问题都可以用本单元列出的单一穴位来解决。

外劳宫（落枕）

缓解落枕、肩背痛

腧穴位置

在手背，第2、3掌骨间，约掌指关节后0.5寸（患者1小指宽）处。左右各1穴。

针灸功效 针灸此穴又可治疗消化系统疾病，如腹痛、腹泻、消化不良等。

按摩功效 经常按摩此穴对颈椎病、落枕也有好处。

刮痧功效 在此穴刮痧，还可改善手指麻木等情况。

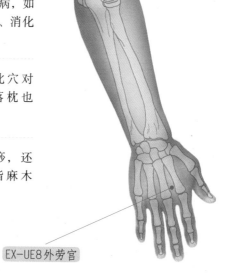

EX-UE8 外劳宫

·主　治·

落枕、肩背痛。

·按摩方法·

以手指向下按压 30 秒后放开，重复按几次。左右穴都做。

⭐ **小提示**

伸臂俯掌。在手背第 2、3 掌骨间，从掌指关节向后量半横指处即为此穴。

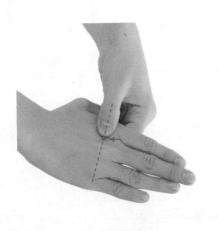

人迎

缓解颈痛、头痛、喉痛

腧穴位置

在颈部喉结旁，当胸锁乳突肌前缘，颈总动脉搏动处。左右各1穴。

刮痧功效

刮痧此穴可治疗头痛、心脏神经官能症及呼吸系统疾病等。

按摩功效

经常按摩此穴，对高血压、咽喉炎、甲状腺功能亢进、甲状腺肿大等具有保健作用。

ST9人迎

颈痛、头晕、头痛、呼吸困难、胸闷、咽喉痛、喘息、甲状腺肿大、颈淋巴结节（颈侧小肿粒）、面赤等。

· 按摩方法 ·

以手指向下按 30 秒后放开，重复几次。

★ 小提示

正坐或仰卧，头微侧。从喉结往外侧 2 横指，可感胸锁乳突肌前缘颈部动脉搏动处即为此穴。

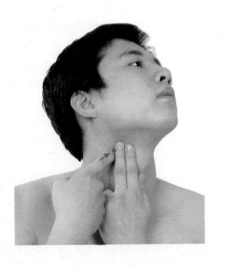

颈百劳

缓解落枕、颈部僵硬

腧穴位置

在颈部，第 7 颈椎棘突直上 2 寸（约患者 3 横指宽），再向左右旁开 1 寸（约患者 1 拇指宽）处。左右各 1 穴。

按摩功效

经常按摩此穴，不仅可消除疲劳，还能达到养生保健的功效。

刮痧功效

在此穴刮痧还可缓解颈项强痛。

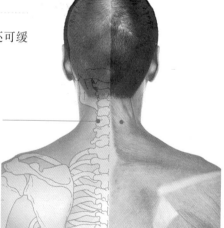

EX-HN15颈百劳

第六章 缓解落枕、颈痛穴位

104

落枕、颈部僵硬、咳嗽、气喘、颈淋巴结肿块等。

· 按摩方法 ·

以拇指向下直按（与皮肤垂直）30 秒后放开，重复几次。左右穴都做。

⭐ 小提示

正坐位或屈肘俯卧，低头。可见颈背部交界处椎骨有一高突，并能随颈部左右摆动而转动者即是第 7 颈椎，从该椎体直上 3 横指，再旁开拇指 1 横指处，按压有酸胀感，即为此穴。

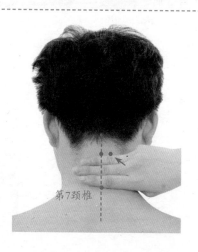

第7颈椎

● 列缺　缓解颈部僵硬、牙痛

腧穴位置

在前臂，桡骨茎突上方，腕掌侧远端横纹上 1.5 寸。左右各 1 穴。

经常按摩此穴，可缓解感冒、头痛、咽痛、面神经麻痹、三叉神经痛、颈椎病等头颈部疾病。

艾灸此穴可治疗哮喘、咳嗽、腕关节疼痛等。

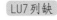

LU7 列缺

颈部僵硬、头痛、偏头痛、咳嗽、气喘、咳痰唾血、咽喉肿痛、牙痛、口眼歪斜、小便赤涩、尿血、心胸腹痛、吞咽困难、瘀滞腰痛、手腕疼痛无力、痔疮肛肿等。

· 按摩方法 ·

以拇指向下直按 30 秒后放开，重复按摩几次；或握空拳敲打数分钟。左右穴都做。

★ 小提示

两手虎口相交，一手食指压在另一手的桡骨茎突上，食指尖端到达的凹陷处，触摸时可感有一裂隙，即为此穴。

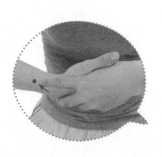

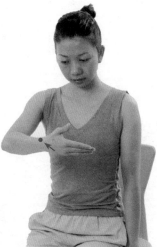

三焦俞 缓解颈痛、腰背酸痛僵硬

腧穴位置

在腰部，第 1 腰椎棘突下，后正中线向左右旁开 1.5 寸（患者 2 横指宽处）。左右各 1 穴。

刮痧功效

在此穴刮痧对胃炎、胃痉挛、消化不良、肠炎等有一定的保健作用。

艾灸功效

坚持艾灸此穴可改善肾炎、尿潴留、遗精等。

拔罐功效

在此穴拔罐还可缓解神经衰弱、腰肌劳损等。

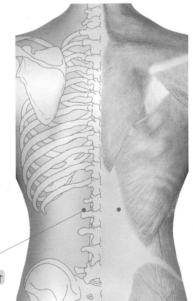

BL22 三焦俞

颈痛、腰背酸痛僵硬、头痛无食欲、头胀、肠鸣、欲呕、腹泻、水肿、痢疾等。

・按摩方法・

以手指向下按压 30 秒后放开，重复几次；或握空拳轻轻敲打数分钟。

⭐ 小提示

坐位或俯卧位。取一线过肚脐绕腹腰一周，与肚脐中相对应处即第 2 腰椎，由第 2 腰椎往上摸 1 个椎体（即为第 1 腰椎），再从其棘突下缘旁开量 2 横指，按压有酸胀感处即为此穴。

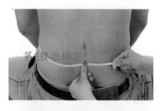

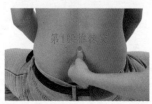

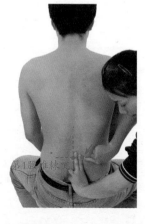

第六章　缓解落枕、颈痛穴位

109

○ 三阳络

腧穴位置

在前臂背侧，腕背侧远端横纹往上 4 寸（约患者 5 横指宽）的尺骨与桡骨之间。左右各 1 穴。

针灸功效
针灸此穴对突发性耳聋、失音、龋齿牙痛有调理作用。

刮痧功效
在此穴刮痧，可缓解腰扭伤、手臂疼痛等。

拔罐功效
在此穴拔罐，还可改善感冒发热、脑血管后遗症等。

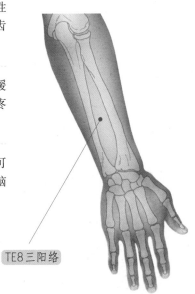

TE8 三阳络

颈部僵硬、手臂酸痛、身体湿重之头重不适、嗜卧、不欲动、失声、突发性耳聋、牙痛等。

以手指向下按压 30 秒后放开，重复几次；或握空拳轻轻敲打数分钟。左右穴都做。

⭐ **小提示**

抬臂俯掌。从掌腕背横纹中点处直上量 4 横指即支沟，再从支沟直上量 1 横指，在前臂两骨头之间可触及一凹陷，按压有酸胀感，即为此穴。

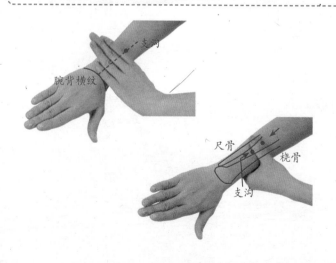

支沟

腕背横纹

尺骨

桡骨

支沟

下廉

腧穴位置

在前臂背面桡侧，肘横纹往下 4 寸（约患者 5 横指宽），
或手肘至手腕的 1/3 处。左右各 1 穴。

 拔罐功效 经常在此穴拔罐，可治疗网球肘。

 按摩功效 按摩此穴可缓解肘关节炎。

 针灸功效 坚持针灸此穴对腹痛、肠鸣音亢进、急性脑血管病有较好的效果。

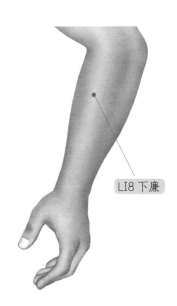

LI8 下廉

颈痛、头痛、眩晕、眼睛疼痛、肘臂痛、消化不良、腹痛、乳腺炎、气管炎、支气管炎等。

·按摩方法·

以手指向下按 30 秒后放开，再重复按压几次；或握空拳轻轻敲打数分钟。左右穴都做。

★ 小提示

伸臂，掌向下。先确定阳溪与曲池的位置，取一标有三等分的弹性皮筋，将皮筋的两头与阳溪、曲池对齐拉紧，皮筋的上 1/3 与下 2/3 交界处即为此穴。

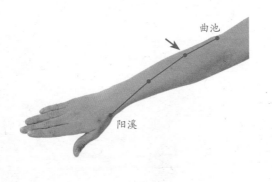

曲池

阳溪

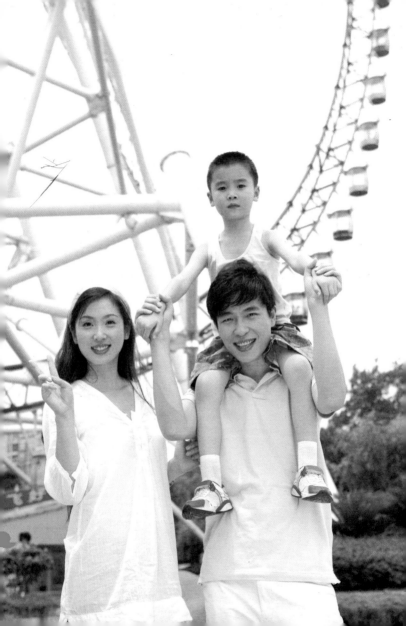

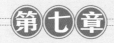

第七章
缓解手臂疼痛穴位

上臂疼痛、麻木也是人们日常生活中的常见病症，可能是颈椎问题引起，也可能是肩部疾病引起，比如颈椎间盘退行性病变、颈椎骨质增生、肩周炎（又称五十肩）等。而上臂酸痛不适亦可波及至肩、颈、咽喉等部位，甚至出现其他意想不到的症状。本单元介绍的几个穴位均有暂时改善手臂酸痛的功效。读者不妨试试自我揉按、敲打相应穴位，会收到较满意的效果。

⊙ 尺泽 改善上臂与肩颈疼痛

在手臂掌侧，微屈肘，肘横纹上，肱二头肌肌腱的桡侧凹陷中，或手肘内侧大筋之外侧缘。左右各 1 穴。

按摩功效

按摩此穴对肺炎、支气管炎、支气管哮喘等有一定疗效。

拔罐功效

经常在此穴拔罐，可治疗肘关节疾病、脑血管病后遗症、皮肤过敏、瘙痒等。

刮痧功效

感冒发热时刮痧此穴可退热。

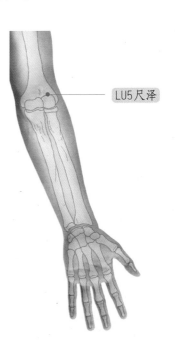

LU5尺泽

第七章 缓解手臂疼痛穴位

116

·主　　治·

肩臂痛、五十肩、乳房肿块、咳嗽、气喘、咽喉肿痛、扁桃体炎、支气管炎、皮肤过敏瘙痒、膝盖内侧痛、中风半身不遂、小儿惊风痉挛等。

·按摩方法·

以拇指垂直向下按压30秒后放开，重复几次。左右穴都做。

★ 小提示

正坐，手掌向上，肘部稍微弯曲。用食指沿肘横纹从外（桡）侧向内（尺）侧触摸，在肘弯正中可摸到一条粗大的筋腱（肱二头肌），靠这条大筋的外边（桡侧）的肘弯横纹上凹陷处，压之有酸胀感，即为此穴。

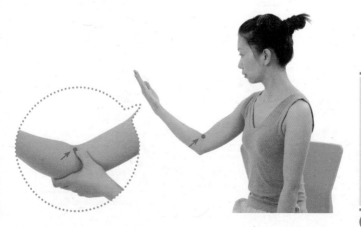

第七章　缓解手臂疼痛穴位

117

手三里

臂紧疼不能伸

腧穴位置

在前臂背面桡侧，阳溪与曲池连线上，肘横纹下2寸（约患者3横指宽）。

拔罐功效 在此穴拔罐可改善腰痛、肩臂痛、上肢麻痹、半身不遂等。

针灸功效 针灸此穴可治疗消化系统疾病。

按摩功效 按摩此穴还可治疗牙痛、口腔炎、面神经麻痹、感冒、乳腺炎等。

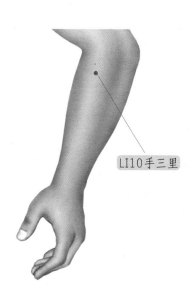

LI10手三里

·主　治·

肩臂痛、上肢麻痹、腰痛、半身不遂。

·按摩方法·

以拇指垂直向下按压30秒后放开，重复几次。左右穴都做。

★ 小提示

伸臂俯掌。先确定阳溪与曲池的位置，从曲池沿阳溪与曲池的连线向下量3横指，即为此穴。

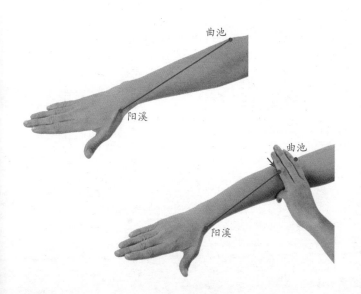

曲池

阳溪

曲池

阳溪

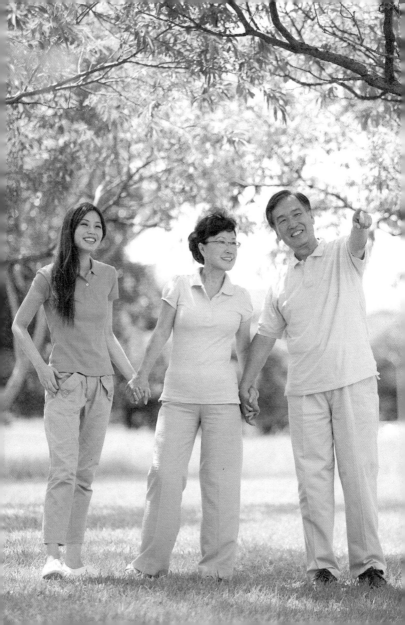

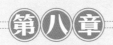

第八章
缓解下肢、腰腿疼痛穴位

当年纪渐长之后，腰腿往往变得没有力量，有些人还可能出现间歇性跛行，即走了一段路程以后，出现单侧或双侧腰酸腿痛，下肢麻木无力，以至跛行，蹲下或坐下休息片刻后，症状可以很快缓解或消失，可继续行走，再走一段时间后症状又再次出现。遇到这种情况可以试着点按下列穴位，只要30秒即能恢复健行。无论是腰部肌肉、关节，还是神经引起的腰腿酸痛，都可以用此方法加以改善。

腰痛点

缓解腰部扭伤疼痛

腧穴位置

在手背上，腕背侧远端横纹与掌指关节中点，即第2、3掌骨及第4、5掌骨之间。左右各2穴。

急性腰扭伤时按摩此穴能明显缓解症状。

经常点刮此穴，还能缓解头痛、耳鸣等。

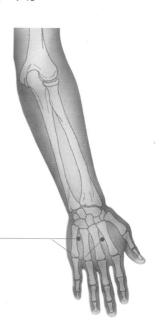

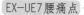
EX-UE7腰痛点

腰部扭伤。

· 按摩方法 ·

以手指向下直按 30 秒后放开，重复按摩几次。左右手 4 穴都做。

⭐ 小提示

抬臂俯掌。一穴在手背第 2、3 掌骨间当掌骨长度之中点；另一穴在手背第 4、5 掌骨间当掌骨长度之中点，用力按压明显酸胀感。

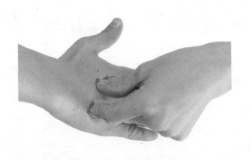

◉ 委中　　多数腰背症状都适用

腧穴位置

在膝盖正后面的腘横纹中点，当股二头肌肌腱与半腱肌肌腱的中间。左右各 1 穴。

针灸功效　坚持针灸此穴可治疗消化系统和神经系统疾病。

按摩功效　经常按摩此穴可改善湿疹、风疹、荨麻疹等皮肤病。

拔罐功效　在此穴拔罐可治疗腰背痛、风湿性关节炎等。

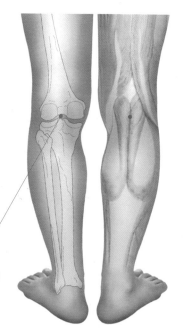

BL40委中

腰背疼痛或扭伤、髋关节不利、半身不遂、下肢痉挛或痿痹、急性胃肠炎、肠炎、腹痛、吐泻、感冒、流行疫病、丹毒等。

· 按摩方法 ·

以拇指向下按压 30 秒后放开，重复按几次；或握空拳敲打数分钟。左右穴都做。

⭐ 小提示

仰卧位或坐位。在腘窝横纹上，左右两条大筋（股二头肌腱、半腱肌腱）的中间（相当于腘窝横纹中点处），按压有动脉搏动感，即为此穴。

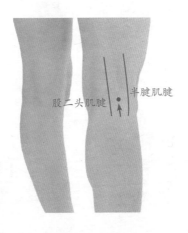

股二头肌腱　半腱肌腱

◉ 环跳　缓解腰腿扭伤或关节不利

在臀部，股骨大转子和骶管裂孔的连线上，约中 1/3 和外 1/3 交界处，宜侧卧屈股取穴。左右各 1 穴。

拔罐功效
在此穴拔罐对下肢麻痹、腰腿痛等也有较好的疗效。

按摩功效
经常按摩此穴也可改善感冒、神经衰弱、风疹等。

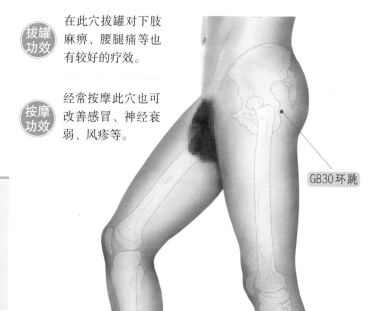

GB30环跳

腰腿疼痛或扭伤、下肢关节不利或萎缩麻痹、半身不遂等。

以拇指向下按压 30 秒后放开，重复按几次；或握空拳敲打数分钟。左右穴都做。

侧卧位。下腿伸直，上腿弯曲，以拇指指关节横纹按在股骨大转子头上，拇指指向脊柱，当拇指尖所指的凹陷处即为此穴。

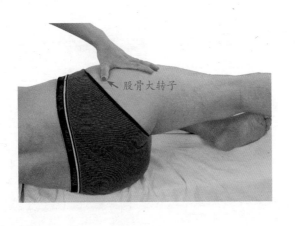

股骨大转子

○ 承扶 改善坐骨神经痛与肛肠疾病

在臀部臀横纹中点。左右各 1 穴。

拔罐功效 在此穴拔罐可治疗坐骨神经痛、腰骶神经根炎、下肢瘫痪、小儿麻痹后遗症等。

按摩功效 坚持按摩此穴，对便秘、痔疮、尿潴留等也有一定的保健作用。

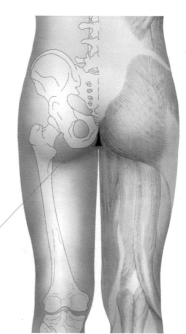

BL36 承扶

·主　治·

坐骨神经痛，腰骶、臀部或腿股疼痛，大便困难、痔疮等。

·按摩方法·

以拇指向下按压 30 秒后放开，重复几次；或握空拳敲打数分钟。左右穴都做。

★ 小提示

仰卧位。于臀下横纹正中点，按压有酸胀感处即为此穴。

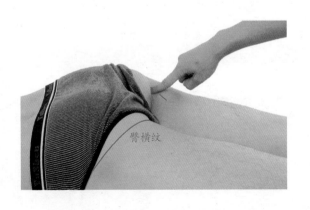

臀横纹

◎ 腰阳关 改善腰腿疼痛、麻痹

腧穴位置

在臀部上方,后正中线上,当第4腰椎棘突下约与髂嵴相平。仅有1穴。

拔罐功效 在此穴拔罐可减轻急性腰扭伤、腰骶神经痛、坐骨神经痛等。

针灸功效 针灸此穴可改善遗精、阳痿等。

刮痧功效 在此穴刮痧对盆腔炎也有较好的保健作用。

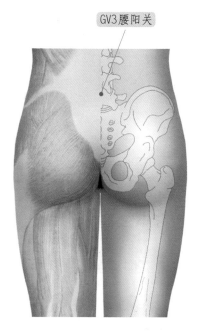

GV3腰阳关

腰骶、臀部与腿股疼痛，下肢萎缩或麻痹等。

· 按摩方法 ·

以拇指向下按压 30 秒后放开，重复按几次；或握空拳敲打数分钟。

⭐ **小提示**

坐位或俯卧位。两髂嵴最高点在腰部连线的中点下方可触及一凹陷处，按压有酸胀感，即为此穴。

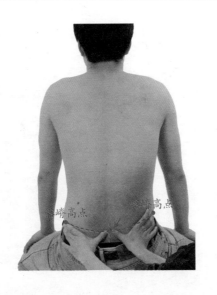

髂嵴高点　　　髂嵴高点

◉ 腰眼　改善腰臀痛与尿频

腧穴位置

在臀部上方，俯卧时两边出现凹陷处，即第 4 腰椎棘突下向左右旁开 3.5 寸（约患者 4 指半宽）。左右各 1 穴。

拔罐功效 拔罐此穴可减轻腰痛、腹痛等。

按摩功效 经常按摩此穴可改善尿频、遗尿等。

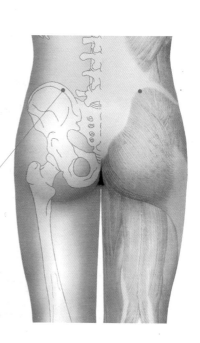

EX-B7 腰眼

· 主　　治 ·

腰痛、臀部疼痛、月经不畅、尿频等。

· 按摩方法 ·

以拇指向下按压 30 秒后放开，重复按几次；或握空拳敲打数分钟。左右穴都做。

★ 小提示

俯卧位。取一线过两侧髂前上嵴绕腰腹一周，从该线与脊柱交点旁开量一横掌，按压有凹陷处即是此穴。

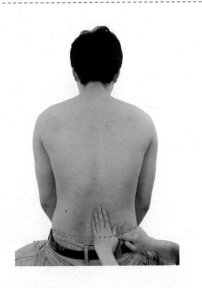

● 鹤顶 改善膝痛与足胫无力

腧穴位置

在膝上部，髌骨上缘正中凹陷处。左右各1穴。

针灸功效

针灸可调理各种膝关节疼痛、活动不利。

按摩功效

经常按摩此穴还可调理脑血管病后遗症所致膝关节问题。

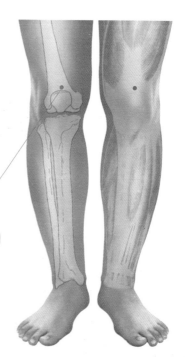

EX-LE2 鹤顶

· 主　治 ·

膝痛、足胫无力、下肢瘫痪等。

· 按摩方法 ·

以拇指向下按压 30 秒后放开，重复按几次；或握空拳敲打
数分钟。左右穴都做。

★ 小提示

正坐垂足或仰卧位。在膝关节上，髌骨上缘正中可触及
一凹陷处，按压有酸胀感，即为此穴。

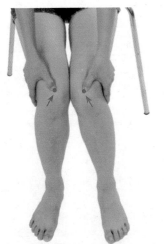

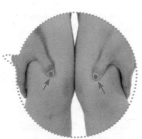

承山

改善下肢痉挛或抽筋

腧穴位置

腓肠肌肌腹下，约在小腿后面中央处，即伸直小腿或足跟上提时腓肠肌肌腹下出现尖角凹陷处（腓肠肌内、外侧头分开的地方，呈"人"字形沟）。左右各1穴。

针灸功效
针灸此穴可改善腰肌劳损、小腿抽筋、下肢瘫痪等。

按摩功效
坚持按摩此穴可治疗痔疮、脱肛等。

拔罐功效
在此穴拔罐还可缓解坐骨神经痛、小儿惊风、痛经等。

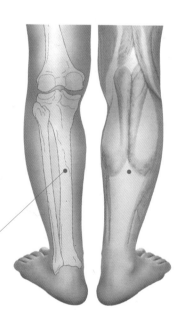

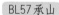

BL57 承山

腰痛、跌打损伤、腿部寒冷或抽筋、下肢痉挛或痿痹等。

· 按摩方法 ·

以拇指向下按压 30 秒后放开，重复几次；或握空拳敲打数分钟。左右穴都做。

⭐ **小提示**

①直立，足尖着地，两手上举按墙。在腓肠肌下部可见一"人"字纹，在其下可触及一凹陷处，即为此穴。②俯卧位或侧卧。取一标有二等分的弹性皮筋，将皮筋两端点与腘窝横纹中点、外踝尖对齐，在皮筋的中点，按压有凹陷处即为此穴。

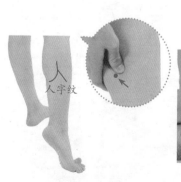

人字纹

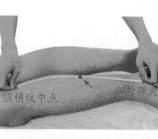

腘横纹中点　　　　　　外踝尖

○ 昆仑 改善腰腿痛、足跟痛

腧穴位置

在足外踝最高点与跟腱之间的凹陷中。左右各 1 穴。

 针灸功效
针灸此穴对下肢疾病有较好的疗效，如坐骨神经痛、下肢瘫痪、膝关节炎、踝关节扭伤等

 按摩功效
经常按摩此穴还可调理神经性头痛、眩晕、鼻出血、痔疮等。

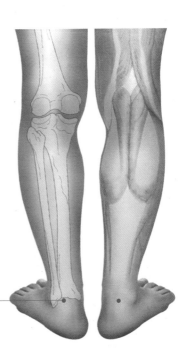

 BL60 昆仑

肩背腰腿痛、足跟肿痛、脚气、胃痛、下痢、头痛、目眩、颈部僵硬、鼻血不止等。

· 按摩方法 ·

以拇指向下按压 30 秒后放开，重复按几次；或握空拳敲打数分钟。左右穴都做。孕妇禁用。

★ 小提示

正坐垂足着地，或俯卧位。在小腿外侧下端高骨（外踝尖）与脚腕后的大筋（跟腱）之间可触及一凹陷，按压有酸胀感处即为此穴。

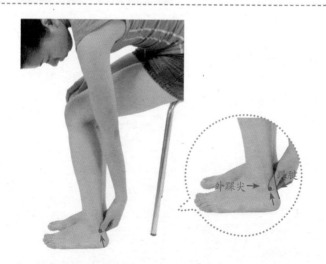

外踝尖　跟腱

⊙ 八风

八风 缓解脚踝至脚趾肿痛

腧穴位置

在脚背第 1 ~ 5 趾趾缝端的凹陷中，即趾蹼缘后方。左右各 4 穴。

针灸功效

牙痛、胃痛、足部肿痛时针灸此穴可减轻疼痛。

按摩功效

经常按摩此穴还可调理月经不调等。

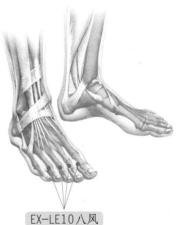

EX-LE10 八风

第八章 缓解下肢、腰腿疼痛穴位

脚踝扭伤、红肿，足背肿痛，足趾痛，脚气病等。

· 按摩方法 ·

以拇指向下按压 30 秒后放开，重复按几次；或握空拳敲打数分钟。左右穴都做。

⭐ 小提示

正坐位或仰卧位。于足 5 趾各趾间缝纹头尽处取穴。

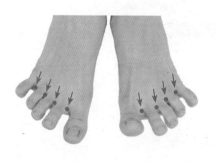

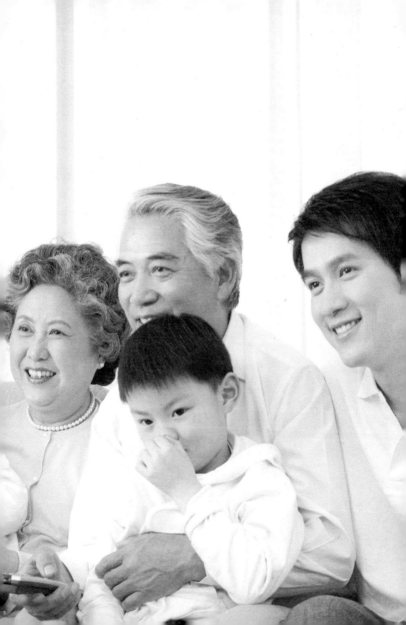

第九章
调经穴位

　　有人说生为女人的最大不幸，是经常要受到月经折磨，而且长达 30 年之久。很多女性备受痛经困扰，有的不得已选择吃止痛药，时间一长就对药物有了依赖性，但长年吃止痛药又会有副作用，不吃又疼痛难忍，实在是两难！其实按揉穴道即可改善痛经、月经不调，是一种安全、无副作用而又有效的方法。本单元介绍常用的调经穴，可以帮助缓解多种月经病。

次髎

改善月经不调、痛经、白带多

腧穴位置

在臀部，当髂后上棘内下方，第 2 骶后孔中。左右各 1 穴。

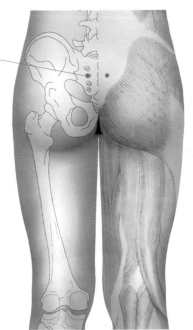

BL32次髎

针灸
功效

在此穴针灸可调理腰骶部、泌尿生殖系统疾病。

按摩
功效

坚持按摩此穴对外阴湿疹、痔疮、睾丸炎、便秘、尿潴留等也有一定的保健作用。

月经不调、痛经、白带多、腰痛、疝气、遗尿、小便不利、下肢麻痹或萎缩等。

·按摩方法·

以拇指向下按压 30 秒后放开，重复按几次；或握空拳敲打数分钟。左右穴都做。

★ 小提示

在骶部，正对第二骶后孔处。

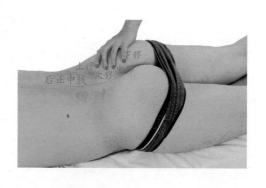

带脉 改善月经不调、白带多、腰腹痛

在侧腹，第 11 肋外端直下与肚脐相平处。左右各 1 穴。

针灸功效 坚持针灸此穴可治疗妇科疾病。

刮痧功效 经常刮痧此穴还可改善膀胱炎、睾丸炎等。

拔罐功效 在此穴拔罐，对腰痛也有一定的保健作用。

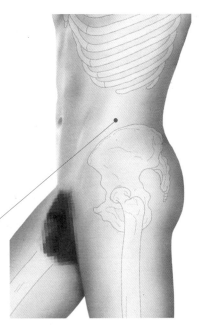

GB26带脉

月经不调、腹痛、白带多、腰痛、胁痛、疝气等。

· 按摩方法 ·

以拇指向下按压 30 秒后放开，重复按几次；或握空拳敲打数分钟。左右穴都做。

★ 小提示

侧卧位，双臂上举。取一线通过脐中沿水平线绕腰腹一周，与腋中线相交处，按压有酸胀感，即为此穴。

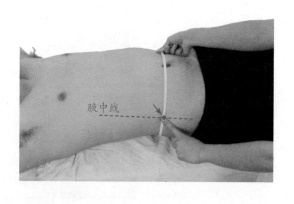

腋中线

第九章　调经穴位

147

关元(丹田)

改善月经不调、痛经、经血不止

腧穴位置

在下腹部正中线上，肚脐直下3寸（约患者4横指宽）。仅有1穴。

拔罐功效 在此穴拔罐可缓解消化系统疾病。

按摩功效 经常按摩此穴可改善泌尿生殖系统疾病。

艾灸功效 坚持艾灸此穴对眩晕、神经衰弱、体质虚弱、糖尿病也有很好的调理作用。

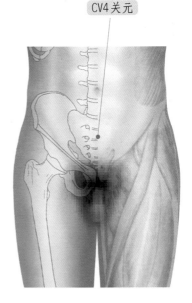

CV4 关元

第九章　调经穴位

148

月经不调、痛经、白带多、经血不止、产后出血不止、小便不畅、尿频、遗尿、腹泻等。

·按摩方法·

以拇指向下按压 30 秒后放开，重复按几次；或握空拳敲打数分钟。孕妇禁用。

⭐ **小提示**

仰卧或正坐位。从肚脐起沿下腹部前正中线直下量 4 横指处即为此穴。

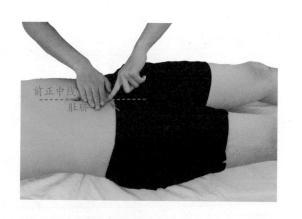

前正中线
肚脐

气海

改善月经不调、痛经、白带多

腧穴位置

在下腹部正中线上，肚脐直下 1.5 寸（约患者 2 横指宽）。
仅有 1 穴。

针灸功效
坚持针灸此穴可调理阳痿、遗尿、月经不调等。

拔罐功效
在此穴拔罐还可缓解腹痛、便秘、腹泻等。

按摩功效
按摩此穴对气虚病症，如虚脱、形体羸瘦、乏力等也有保健作用。

CV6 气海

月经不调、痛经、白带多、产后出血不止、腹痛、腹泻、
便秘、疝气、小便不畅、尿频、遗尿等。

· 按摩方法 ·

以拇指向下按压 30 秒后放开，重复按压几次；或握空拳敲
打数分钟。

⭐ 小提示

仰卧或正坐位。从肚脐起沿下腹部前正中线直下量 2 横
指处即为此穴。

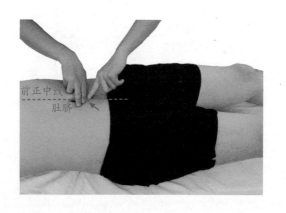

前正中线

肚脐

◉ 子宫 改善月经不调、痛经、白带多、阴部肿大

在下腹部，肚脐直下 4 寸（约患者 5 指宽），再向左右旁开 3 寸（约患者 4 指宽）。左右各 1 穴。

刮痧功效

坚持在此穴刮痧可缓解子宫下垂、不孕症、月经不调等。

拔罐功效

经常拔罐此穴对功能失调性子宫出血、痛经、子宫内膜炎等也有一定的调理作用。

EX-CA1 子宫

月经不调、痛经、白带多、阴部肿大等。

· 按摩方法 ·

以拇指向下按压 30 秒后放开，重复按几次；或握空拳敲打数分钟。左右穴都做。

★ 小提示

仰卧位。先取中极，再从中极旁开量 4 横指，按压有酸胀感处即为此穴。

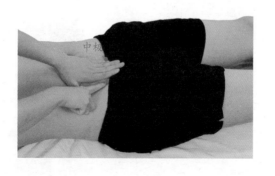

○ 曲骨

腧穴位置

在下腹底，耻骨联合上缘的中点处。仅有 1 穴。

针灸此穴对白带增多、小便失禁、遗精、阳痿有较好的调理作用。

长期按摩此穴还改善五脏虚弱、怕冷、膀胱炎、产后子宫收缩不全、子宫内膜炎等。

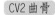

CV2 曲骨

月经不调、痛经、白带多、疝气、小便不畅、遗精、阳痿等。

·按摩方法·

以拇指向下按压 30 秒后放开，重复按压几次；或握空拳敲
打数分钟。

★ 小提示

仰卧位。从髋两侧沿骨盆上缘向前正中线摸，至前正中
线上耻骨联合上缘的中点，即为此穴。

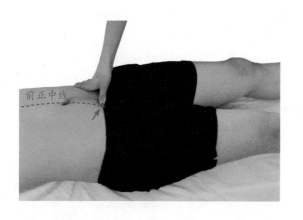
前正中线

命门

适用于子宫肌瘤、肾气不足、不孕症

腧穴位置

在腰心，第2腰椎棘突下，约与肚脐相对（肚脐的正后方）。仅有1穴。

针灸功效

针灸此穴可治疗生殖系统疾病，如遗精、阳痿、早泄、前列腺炎、白带增多、月经不调、滑胎等。

拔罐功效

在此穴拔罐可改善腰痛、五更泄、小儿惊痫、胃下垂等。

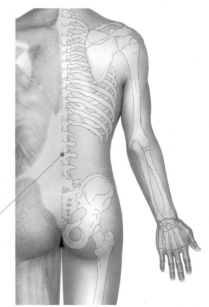

GV4命门

子宫肌瘤、卵巢囊肿、不孕症、精力衰退、久痔脱肛、痔血、肾气不足（肾虚）、遗精、虚寒、腰痛、夜尿等。

· 按摩方法 ·

以拇指向下按压 30 秒后放开，重复几次；或握空拳敲打数分钟。

⭐ 小提示

坐位或俯卧位。取一线过脐水平绕腰腹一周，该线与后正中线交点处，按压有凹陷处即为此穴。

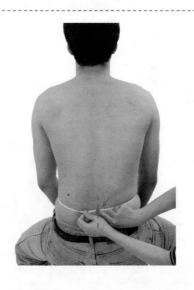

第九章　调经穴位

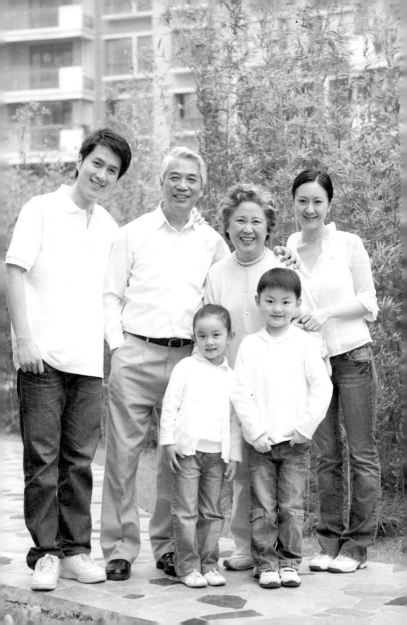

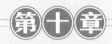

第十章

减肥消肿穴位

肥胖的原因很多，大部分是由于机体生理、生化功能的异常改变，人体脂肪代谢紊乱，进食热量超过消耗热量，多余的部分以脂肪的形式储存于各组织皮下。除此之外，肥胖还可能是由于水肿、腹胀、便秘等引起。本单元介绍的穴位，主要用于利水、消肿、减肥，只要找对穴位，消除病灶，问题就可以迎刃而解；不仅如此，这些穴位有些还附带有消腹痛、止泻痢等妙用。

◉ 天枢 瘦身减肥、消腹胀、消水肿

在腹部，肚脐向左右旁开2寸（约患者3横指宽）。左右各1穴。

按摩功效

按摩此穴可改善胃肠道功能，治疗便秘、胃肠炎、小儿腹泻等，还具有减肥的功效。

艾灸功效

坚持艾灸此穴还可治疗痛经、子宫内膜炎、功能失调性子宫出血等。

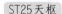

ST25 天枢

肥胖、腹胀、腹痛、肠鸣、水肿、泄泻、便秘、痢疾、绕脐痛等。

·按摩方法·

以拇指向下按压 30 秒后放开，重复按压几次；或握空拳敲打数分钟。左右穴都做。

★ 小提示

仰卧位。从肚脐中旁开 3 横指，按压有酸胀感处即为此穴。

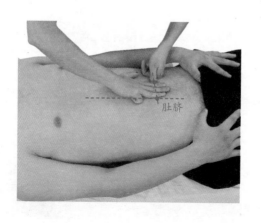

肚脐

水分

消水肿、通小便、祛腹痛

在腹部正中线上，肚脐直上 1 寸（约患者 1 横指宽）。仅有 1 穴。

艾灸功效 经常艾灸此穴可改善胃炎、腹胀、脐周痛、腹泻、肠炎等。

拔罐功效 在此穴拔罐还可缓解水肿、腰背强急疼痛、泌尿系炎症等。

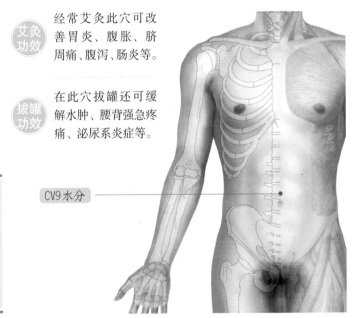

CV9 水分

· 主　治 ·

水肿、小便不通、腹痛、肠鸣、泄泻等。

· 按摩方法 ·

以拇指向下按压 30 秒后放开，重复按压几次；或握空拳敲打数分钟。

★ 小提示

仰卧或正坐位。从肚脐起沿腹部前正中线直上量 1 横指处即为此穴。

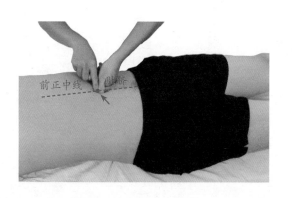

前正中线　　肚脐

⊙ 滑肉门

消脂减肥、消水肿、去腹水

腧穴位置

在腹部，肚脐向上1寸（约患者1拇指宽），再向左右旁开2寸（约患者3横指宽）。左右各1穴。

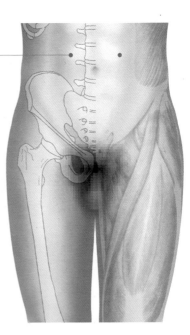

ST24滑肉门

针灸功效 针灸此穴能治疗癫痫、精神病等。

按摩功效 长期按摩此穴对子宫内膜炎、月经不调、肥胖症有一定的疗效。

拔罐功效 在此穴拔罐，还可调理慢性胃肠炎等。

· 主 治 ·

肥胖、胃痛、呕吐、水肿、腹水、癫狂、吐舌、肾炎、月经不调等。

· 按摩方法 ·

以拇指向下按压 30 秒后放开，重复按压几次；或握空拳敲打数分钟。左右穴都做。

★ 小提示

仰卧位。从肚脐沿前正中线向上量 1 横指，再水平旁开 3 横指，按压有酸胀感处即为此穴。

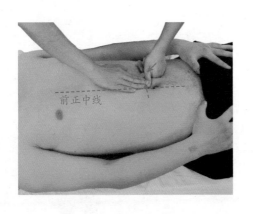

前正中线

⊙ 足三里 消脂减肥，缓解腹胀、腹痛

腧穴位置

在小腿外侧，屈膝时外膝凹至外踝尖的连线上，约外膝凹处往下 3 寸（约患者 4 横指宽），再由胫骨前缘往外，约患者 1 横指宽处。左右各 1 穴。

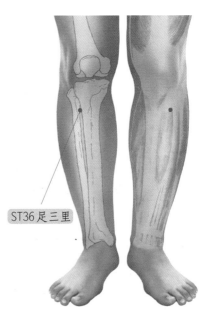

针灸功效

针灸此穴有调理脾胃、养生保健的功效，可以治疗消化系统、泌尿系统、心脑血管系统等疾病，对于预防流感、中风也有一定的作用。

按摩功效

经常按摩此穴可以增强体质、消除疲劳、延缓衰老，还可降低血脂。

ST36 足三里

· 主　治 ·

肥胖、腹痛、腹胀、腹泻、胃痛、胁痛、膝痛、胫痛、脚气病、腰酸背痛、中风瘫痪、痢疾、呕吐、打呃不止、气喘、咳嗽、失眠等。

· 按摩方法 ·

以拇指向下按压 30 秒后放开，重复按几次；或握空拳敲打数分钟。左右穴都做。孕妇禁用。

⭐ 小提示

坐位屈膝。先取犊鼻，自犊鼻直下量 4 横指，按压有酸胀感处即为此穴。

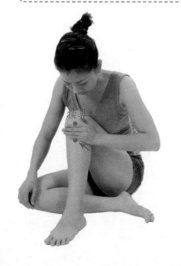

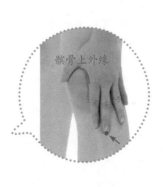

髌骨上外缘

复溜

利水、排毒、消胀

在小腿内侧，由内踝尖旁的凹陷中（太溪）直上2寸（约患者3横指宽），当跟腱之前缘。左右各1穴。

按摩功效 坚持按摩此穴可调理肾炎、睾丸炎、尿路感染等。

刮痧功效 在此穴刮痧，对盗汗、小便少也有疗效。

针灸功效 经常针灸此穴还可改善功能失调性子宫出血、痔疮、腰肌劳损等。

KI7复溜

第十章 减肥消肿穴位

肥胖、腹胀、水肿、喘逆、肠鸣、腹泻、下肢麻痹或萎缩、脚气病、腰痛、盗汗、发热汗发不出等。

·按摩方法·

以拇指向下按压 30 秒后放开，重复按压几次。左右穴都做。

⭐ 小提示

坐位垂足或仰卧位。先取太溪，由太溪直上量 3 横指，在跟腱前缘处，按压有酸胀感，即为此穴。

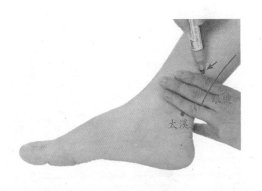

⊙ 阴交 利水消肿

腧穴位置

在下腹正中线上，肚脐直下 1 寸（约患者 1 横指宽）。仅有 1 穴。

 按摩功效 经常按摩可调理月经不调、子宫内膜炎、阴汗湿痒、睾丸神经痛等。

 针灸功效 坚持针灸还可缓解腹痛、腹泻、肠炎、绕脐冷痛、疝气、鼻出血等。

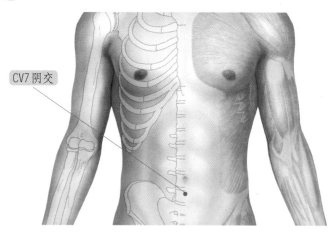

CV7 阴交

·主　　治·

腹胀、水肿、脐周痛、月经不调、白带多、产后出血不止、疝气等。

·按摩方法·

以拇指向下按压 30 秒后放开，重复按压几次；或握空拳敲打数分钟。

⭐ **小提示**

仰卧或正坐位。从肚脐起沿下腹部前正中线直下量拇指1 横指处即为此穴。

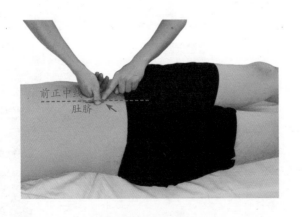

前正中线

肚脐

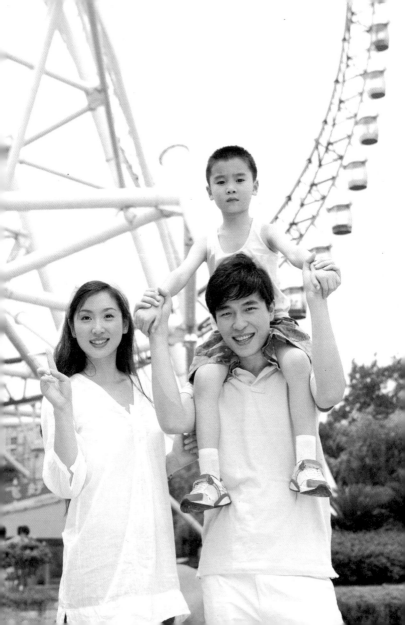

第十一章
美体丰胸穴位

时下很多女性为了追求曲线美，盲目使用各种丰胸产品，有的甚至不惜代价接受整形手术。其实，丰胸的目的不仅在于增加女性曲线美，还包括促进乳汁分泌充足，以满足哺育宝宝的需要。所以，丰胸一定要选择安全且科学的方法。然而，无论是药物丰胸，还是整形丰胸，都难免存在一些副作用，有的还会使人疼痛难忍，甚至会有一定的危险性。所以，这里介绍几个操作简便，又安全、有效的丰胸穴。

丰隆

丰胸，健脾理胃

腧穴位置

在小腿前外侧，腘横纹与外踝尖之连线的中点水平线上，距胫骨前缘 2 横指处。左右各 1 穴。

针灸功效 长期针灸此穴还可调理呼吸系统和消化系统疾病，如支气管炎、哮喘、肝炎、便秘等。

按摩功效 坚持按摩此穴，对肥胖症、高脂血症、肩周炎也有一定的缓解作用。

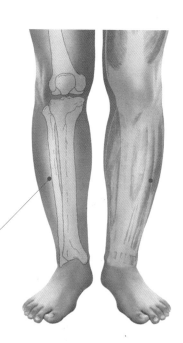

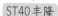

ST40 丰隆

·主　治·

胸部发育不良、头痛、眩晕、咳嗽、多痰、气喘、癫狂、胸痛、便秘、下肢痿痹或肿痛等。

·按摩方法·

以拇指向下按压 30 秒后放开，重复按压几次。左右穴都做。

★ 小提示

正坐屈膝。先确定腘横纹与外踝尖连线中点水平，从胫骨前缘沿该水平线向外量 2 横指，在腓骨略前方肌肉丰满处，按压有沉重感，即为此穴。

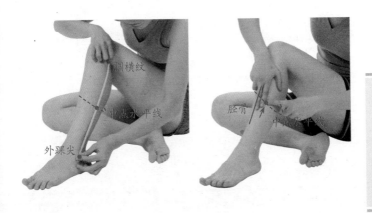

乳根

適用于乳房發育不良、乳汁不足、胸痛

腧穴位置

在胸部,乳頭直下,第5肋間隙處。左右各1穴。

針灸功效

經常針灸此穴對乳腺疾病有特效,如乳汁不足、乳腺炎等。

刮痧功效

在此穴刮痧還可治療胸肺部疾病,如胸悶、哮喘、慢性支氣管炎、胸膜炎、肋間神經痛等。

ST18乳根

· 主 治 ·

乳房发育不良、乳房肿瘤、产后乳汁不足、咳嗽、气喘、
胸痛等。

· 按摩方法 ·

以拇指向下按压 30 秒后放开，重复按压几次。左右穴都做。

⭐ 小提示

正坐或仰卧。从乳头（乳头距前正中线 4 寸，所在间隙
平第 4 肋间隙）沿垂直线向下摸 1 个肋间隙（即在第 5
肋间隙），按压时有酸胀感处即为此穴。

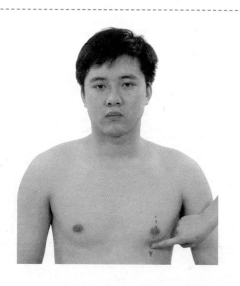

第十一章　美体丰胸穴位

◎ 膻中

改善乳房周围血液循环，促进乳汁分泌

腧穴位置

在前正中线上，两乳头连线之中点，平第 4 肋间隙。仅有 1 穴。

 按摩功效 经常按摩此穴可明显缓解胸闷、气短、咳喘、胸痛、心悸、呕吐等症状。

 艾灸功效 在此穴艾对产妇乳少、支气管哮喘、支气管炎、食管狭窄、肋间神经痛、心绞痛、乳腺炎等也有一定的保健功效。

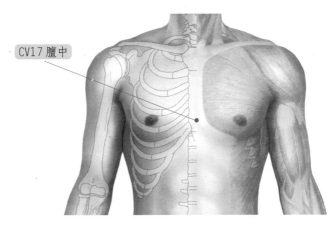

CV17 膻中

第十一章 美体丰胸穴位

乳房周围血液循环不良、产后乳汁不足、心肺疾病、心悸、气喘、胸闷、胸痛、打呃不止、消化不良等。

·按摩方法·

以拇指向下按压 30 秒后放开，重复按压几次；或握空拳敲打数分钟。

★ 小提示

仰卧或正坐位。取一标有二等分的弹性皮筋，将皮筋的两头与两乳头对齐拉紧，皮筋中点对应处即为此穴。

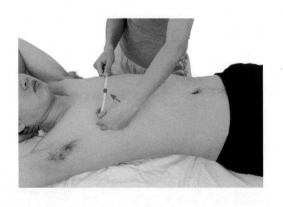

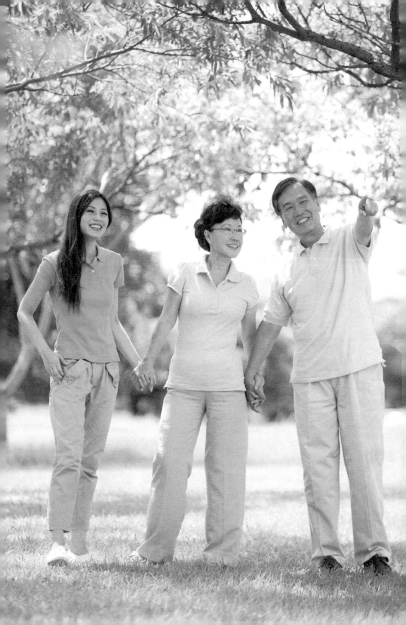

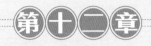

第十二章
男性强壮穴位

命门为五脏六腑之本、十二经之根、呼吸之原、三焦之基（三焦乃五脏之间体液通道）、精液蒸发之所，因此乃生命之门户，是强壮男性最重要的穴位之一。其他如关元、气海、太溪等也可作为辅助穴位。同时这些穴位也能改善女性肾功能，以及子宫、卵巢问题。

命门

适用于肾气不足、遗精、虚寒

在腰心，第2腰椎棘突下，约与肚脐相对（肚脐的正后方）。仅有1穴。

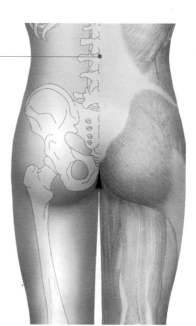

GV4命门

针灸此穴可治疗生殖系统疾病，如遗精、阳痿、早泄、前列腺炎、白带增多、月经不调、滑胎等。

在此穴拔罐可改善腰痛、五更泄、小儿惊痫、胃下垂等。

肾气不足(肾虚)、遗精、腰痛、不育症、精力衰退、夜尿、久痔脱肛、痔血，也能改善女性子宫肌瘤、卵巢囊肿等。

以拇指向下按压 30 秒后放开，重复按几次；或握空拳敲打数分钟。

★ 小提示

坐位或俯卧位。取一线过脐水平绕腰腹一周，该线与后正中线交点处，按压有凹陷处即为此穴。

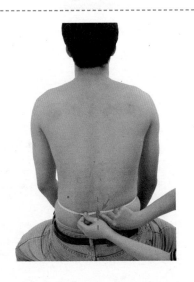

第十二章　男性强壮穴位

关元(丹田)

改善遗精、阳痿、尿频、小便不

腧穴位置

在下腹部正中线上，肚脐直下 3 寸（约患者 4 横指宽）。仅有 1 穴。

拔罐功效 在此穴拔罐可缓解消化系统疾病。

按摩功效 经常按摩此穴可改善泌尿生殖系统疾病。

艾灸功效 坚持艾灸此穴对眩晕、神经衰弱、体质虚弱、糖尿病也有很好的调理作用。

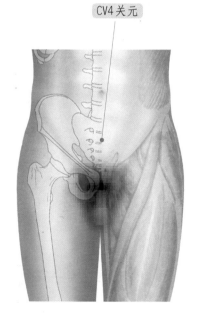
CV4 关元

第十二章 男性强壮穴位

184

·主　治·

遗精、阳痿、小便不畅、尿频、遗尿、中风虚脱、脱肛、
腹泻等。

·按摩方法·

以拇指向下按压30秒后放开，重复按几次；或握空拳敲打
数分钟。

⭐ 小提示

仰卧或正坐位。从肚脐起沿下腹部前正中线直下量4横
指处即为此穴。

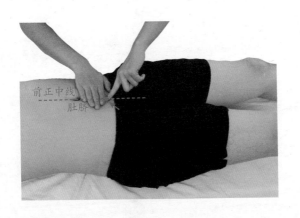

○ 气海 改善遗精、阳痿、尿频、脱肛

在下腹部正中线上，肚脐直下 1.5 寸（约患者 2 横指宽）。仅有 1 穴。

针灸功效 坚持针灸此穴可调理阳痿、遗尿、月经不调等。

拔罐功效 在此穴拔罐还可缓解腹痛、便秘、腹泻等。

按摩功效 按摩此穴对气虚病症，如虚脱、形体羸瘦、乏力等也有保健作用。

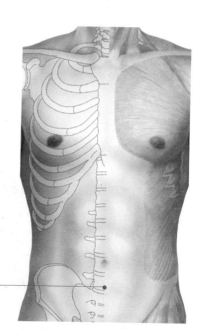

CV6气海

第十二章 男性强壮穴位

186

遗精、阳痿、尿频、遗尿、中风虚脱、脱肛等。

·按摩方法·

以拇指向下按30秒后放开，重复几次；或握空拳敲打数分钟。

⭐小提示

仰卧或正坐位。从肚脐起沿下腹部前正中线直下量2横指处即为此穴。

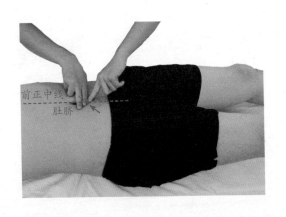

○ 太溪

改善遗精、阳痿、腰脊痛

腧穴位置

在内踝尖与跟腱之间凹陷处，约与内踝尖平齐。左右各1穴。

针灸此穴主治泌尿生殖系统和呼吸系统疾病，对咽痛、口腔炎、耳鸣也有一定的疗效。

在此穴刮痧还可缓解发热、下肢瘫痪、足跟痛、腰肌劳损等。

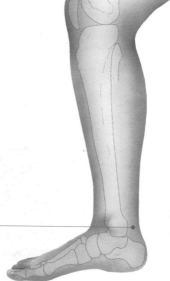

KI3 太溪

遗精、阳痿、尿频、咽喉干痛、气喘、咯血、牙痛、腰脊痛、
糖尿病、月经不调、不寐、头晕、耳鸣、耳聋。

·按摩方法·

以拇指向下按压 30 秒后放开，重复按几次；或握空拳敲打
数分钟。左右穴都做。

★ 小提示

坐位垂足或仰卧位。由足内踝尖向后推至与跟腱之间凹
陷处（大约当内踝尖与跟腱间之中点），按压有酸胀感，
即为此穴。

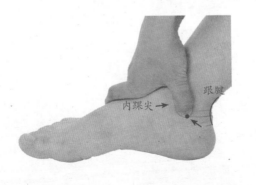

跟腱

内踝尖 →

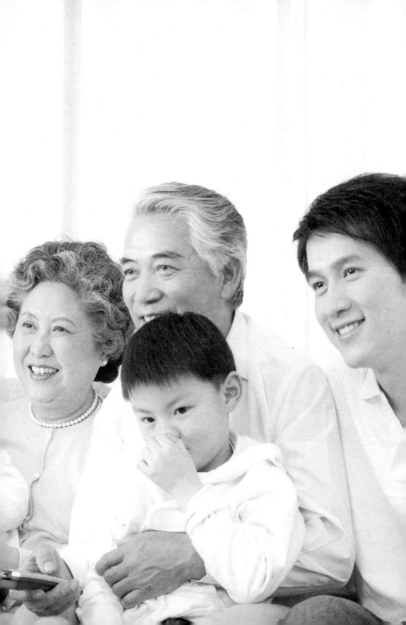

第十二章
安神助眠要穴

　　现代人因为生活紧张、工作压力大，饱受失眠困扰的人很多。那种辗转反侧、彻夜难眠的痛苦，没有经过的人很难体会。经历过几次后还可能演变成噩梦，每次一上床睡觉就害怕，很担心再度失眠。其实只要在睡前按揉一些特定的穴道，即能安心入眠。本单元即介绍可使人安心入眠的要穴。

安眠

适用于失眠、晕眩与心悸

在耳后，约耳垂后乳突下端前方凹陷处（翳风）和后发际中点连线的 1/4 处。左右各 1 穴。

按摩功效 经常按揉此穴可以治疗失眠、头痛等。

艾灸功效 艾灸此穴可缓解眩晕、高血压等。

EX-HN22 安眠

第十三章　安神助眠要穴

失眠、头痛、晕眩、心悸、癫狂等。

以拇指或食指点按 30 秒后放开，重复几次。左右穴都做。

⭐ 小提示

坐位。从耳后翳风向后推至胸锁乳突肌停止部乳突下凹陷中，按压有酸胀感，即为此穴。

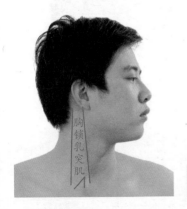
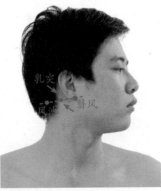

乳突

风池　翳风

胸锁乳突肌

第十三章　安神助眠要穴

翳明 改善睡眠

腧穴位置

在耳后，耳垂后乳突下端前方凹陷处（翳风）往后1寸（约患者1拇指宽）。左右各1穴。

按摩此穴可改善近视、远视、夜盲、早期白内障等。

针灸此穴对头痛、眩晕、失眠、腮腺炎也有很好的疗效。

EX-HN14 翳明

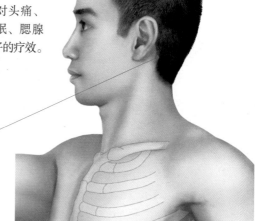

第十三章 安神助眠要穴

194

失眠，各种眼疾、耳病等。

以拇指或食指点按 30 秒后放开，重复几次。左右穴都做。

★ 小提示

正坐位或俯卧位。将耳垂向后按，从正对耳垂的边缘，按压有凹陷处（张口时凹陷更明显），再向后拇指 1 横指，按压有酸胀感，即为此穴。

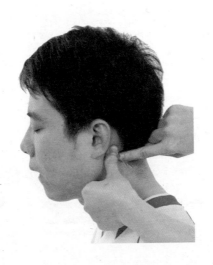

第十三章　安神助眠要穴

行间

改善失眠、头痛、眩晕等

腧穴位置

在足背侧，第1、2趾趾缝间的趾蹼缘后方。左右各1穴。

针灸功效 坚持针灸此穴可调理泌尿生殖和神经精神系统疾病。

按摩功效 经常按摩此穴还可改善消化系统疾病。

刮痧功效 在此穴刮痧，对高血压、腰腿痛、糖尿病、牙痛及足跟痛等也有较好的缓解作用。

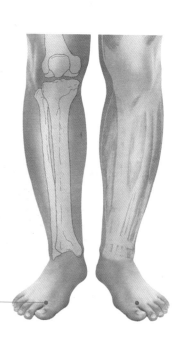

LR2行间

第十三章 安神助眠要穴

196

失眠、头痛、眩晕、口眼歪斜、抽搐、癫痫、夜盲症、肝病、胁痛、腹胀、月经不调、疝气疼痛、尿痛、小便不利等。

·按摩方法·

以拇指向下直按 30 秒后放开，重复几次；或握空拳敲打数分钟。左右穴都做。

★ 小提示

坐位或仰卧位。在足背内侧第 1、2 趾两趾之间连接处的缝纹头，按压有凹陷处即为此穴。

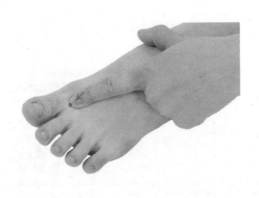

内关

改善失眠、烦躁、胸闷、缺氧诸症

腧穴位置

在前臂前区，由腕掌侧远端横纹正中往上2寸（约患者3横指宽），掌长肌腱与桡侧腕屈肌腱之间。左右各1穴。

长期在此穴刮痧，还可改善癫痫、失眠、头痛、膈肌痉挛、哮喘等。

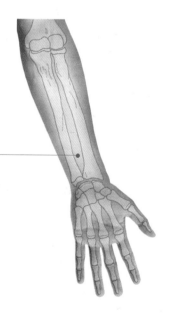

PC6 内关

失眠、烦躁、癫狂、痫症、胸闷、心痛、心悸、肘臂痛、胃痛、
呕吐、恶心、打呃不止等。

以拇指向下直按30秒后放开，重复按摩几次。左右穴都做。
孕妇禁用。

⭐ 小提示

伸臂仰掌，微屈腕握拳。从腕横纹向上量3横指，在掌
长肌腱与桡侧腕屈肌腱（手臂内侧可触摸到两条索状筋，
握拳用力屈腕明显可见）之间的凹陷中，按压酸胀感处
即为此穴。

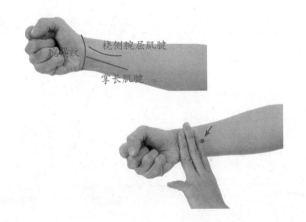

足三里

改善失眠、各种疼痛等

腧穴位置

在小腿外侧，屈膝时外膝凹至外踝尖的连线上，约外膝凹处往下3寸（约患者4横指宽），再由胫骨前缘往外，约患者1拇指宽处。左右各1穴。

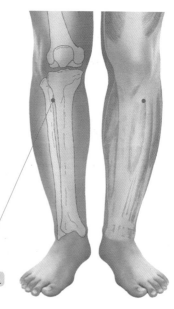

ST36 足三里

 针灸功效

针灸此穴有调理脾胃、养生保健的功效，可以治疗消化系统、泌尿系统、心脑血管系统等疾病，对于预防流感、中风也有一定的作用。

按摩功效

经常按摩此穴可以增强体质、消除疲劳、延缓衰老，还可降低血脂。

第十三章 安神助眠要穴

200

失眠、腹痛、胃痛、腹胀、胁痛、膝痛、胫痛、脚气、腰酸背痛、中风瘫痪、腹泻、痢疾、呕吐、打呃不止、气喘、咳嗽等。

·按摩方法·

以拇指向下按压 30 秒后放开，重复按几次；或握空拳敲打数分钟。左右穴都做。孕妇禁用。

★ 小提示

坐位屈膝。先取犊鼻，自犊鼻直下量 4 横指，按压有酸胀感处即为此穴。

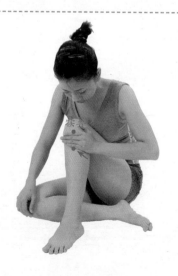

太溪 有助安眠，改善多种不适

腧穴位置

在足内踝尖与跟腱之间凹陷处，约与内踝尖平齐。左右各
1 穴。

针灸功效

针灸此穴主治泌尿
生殖系统和呼吸系
统疾病，对咽痛、
口腔炎、耳鸣也有
一定的疗效。

按摩功效

在此穴按摩或刮痧
还可缓解发热、下
肢瘫痪、足跟痛、
腰肌劳损等。

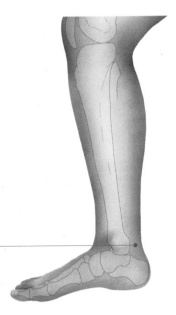

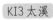

KI3 太溪

· 主 治 ·

不寐、头晕、咯血、气喘、咽喉干痛、牙痛、腰脊痛、糖尿病、
遗精、阳痿、尿频、月经不调、耳鸣、耳聋。

· 按摩方法 ·

以拇指向下按(与皮肤垂直方向)30秒后放开,再重复几次;
或握空拳敲打数分钟。左右穴都做。

★ 小提示

坐位垂足或仰卧位。由足内踝尖向后推至与跟腱之间凹
陷处 (大约当内踝尖与跟腱间之中点),按压有酸胀感,
即为此穴。

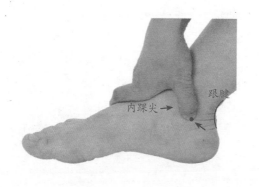

内踝尖

跟腱

第十三章 安神助眠要穴

203

太冲

稳定情绪，改善睡眠

腧穴位置

在足背侧，第1、2跖骨结合部之前的凹陷中。左右各1穴。

坚持针灸此穴对消化系统、泌尿生殖系统和头面部疾病均有较好疗效。

经常按摩此穴也可调理高血压、心绞痛、下肢痉挛等。

长期在此穴刮痧，还可治疗胸肋胀痛、乳痈等。

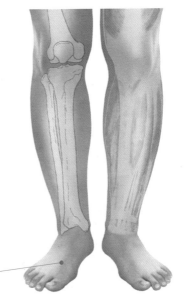

 LR3 太冲

失眠、头痛、晕眩、口眼歪斜、小儿惊风痉挛、癫痫、忧郁症、躁郁症、肿瘤、肝病、胁痛、肩背痛、鼻塞、鼻炎、喉痛、气喘、脚肿、经血不止、遗尿、小便不利、疝气等。

·按摩方法·

以拇指向下按压 30 秒后放开，重复按几次；或握空拳敲打数分钟。左右穴都做。

★ 小提示

坐位或仰卧位。由第 1、2 趾间缝纹向足背上推，至第 1、2 跖骨之间跖骨底结合部前方，可感有一凹陷处即为此穴。

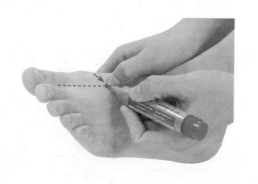

三阴交

适用于失眠、头痛、眩晕等

腧穴位置

小腿内侧，足内踝尖直上3寸（约患者4横指宽），胫骨内侧后缘。左右各1穴。

针灸功效
针灸此穴对消化、泌尿系统疾病也有调理作用。

按摩功效
经常按摩此穴对癫痫、神经衰弱等也有保健功效。

拔罐功效
在此穴拔罐还可治疗高血压、糖尿病、荨麻疹等。

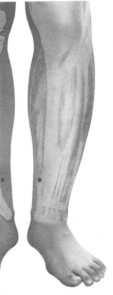

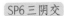

SP6 三阴交

失眠、头痛、眩晕、痛经、经血不止、腹痛、腹泻、腹胀、阴部痛肿、滞产、小便不畅、疝气痛等。

·按摩方法·

以拇指向下按压 30 秒后放开，重复按摩几次。左右穴都做。孕妇禁用。

★ 小提示

正坐或仰卧。手 4 指并拢，小指下边缘紧靠内踝尖上，食指上缘所在水平线与胫骨后缘的交点，按压有酸胀感，即为此穴。

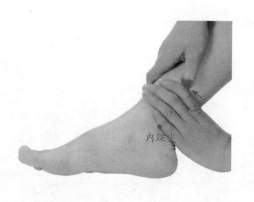

内踝尖

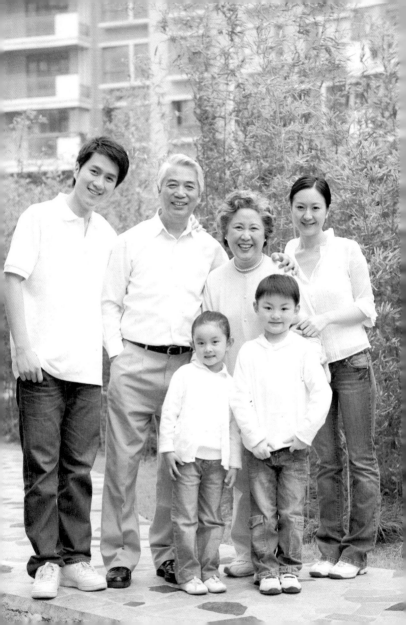

第十四章

调理身体八会穴

八会穴即脏、腑、气、血、筋、脉、骨、髓的精气聚会的8个腧穴，临床应用时，凡脏、腑、气、血、筋、脉、骨、髓的病变，都可以取其所聚会的腧穴进行治疗，如血病取膈俞，气病取膻中，脏病取章门等。以下各穴亦可用于身体日常的调理与养护。

○ 章门

脏会章门

腧穴位置

在侧腹部，当第 11 肋游离端的下方。左右各 1 穴。

针灸功效　针灸此穴可改善消化系统疾病等。

拔罐功效　在此穴拔罐还可调理高血压、胸胁痛、腹膜炎、胸闷、腰脊酸痛、子宫内膜炎。

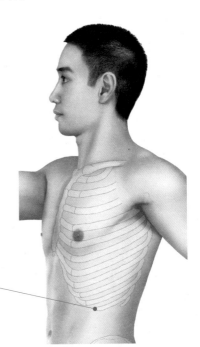

LR13章门

第十四章　调理身体八会穴

五脏疾病、胁痛、呕吐、腹胀、腹泻、肠鸣、消化不良等。

· 按摩方法 ·

以拇指向下按压 30 秒后放开，重复按几次；或握空拳敲打数分钟。左右穴都做。

★ 小提示

正坐，屈肘合腋。肘尖所指处，按压有酸胀感，即为此穴。

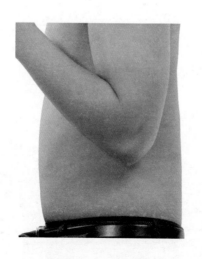

◉ 膻中　　气会膻中

腧穴位置

在前正中线上，两乳头连线之中点，平第 4 肋间隙。仅有 1 穴。

经常按摩此穴可明显缓解胸闷、气短、咳喘、胸痛、心悸、呕吐等症状。

在此穴艾灸对产妇乳少、支气管哮喘、支气管炎、食管狭窄、肋间神经痛、心绞痛、乳腺炎等也有一定的保健功效。

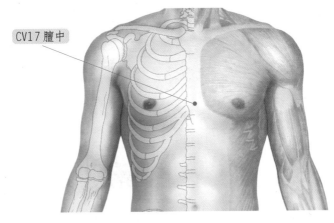

CV17 膻中

· 主　治 ·

心肺疾病、心悸、胸痛、打呃不止、气喘、胸闷、乳汁不足、消化不良等。

· 按摩方法 ·

以拇指向下按压 30 秒后放开，重复按压几次；或握空拳敲打数分钟。

⭐ 小提示

仰卧或正坐位。取一标有二等分的弹性皮筋，将皮筋的两头与两乳头对齐拉紧，皮筋中点对应处即为此穴。

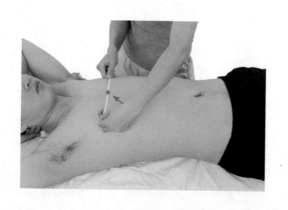

◉ 中脘 腑会中脘

腧穴位置

在上腹部，前正中线上，剑突与肚脐的中点，即肚脐直上 4 寸处（约患者 5 横指宽）。仅有 1 穴。

此穴主治消化系统疾病，针灸此穴可缓解胃炎、胃溃疡、腹痛、腹胀、呕吐等。

经常在此穴拔罐可改善胃肠功能，调理消化不良、腹泻、便秘等。

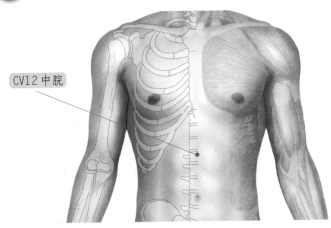

CV12 中脘

第十四章 调理身体八会穴

214

由于胆、胃、小肠、大肠、膀胱及三焦经等六腑交会于中脘，能治六腑各种消化系统疾病，主治消化不良、呕吐、吞酸、反胃、胃痛、腹痛、肠鸣、泄泻、痢疾、黄疸、失眠等。

· 按摩方法 ·

以拇指向下按压 30 秒后放开，重复按压几次；或握空拳敲打数分钟。

⭐ 小提示

仰卧位。取一标有二等分的弹性皮筋，将皮筋的两头与肚脐、胸剑联合部对齐拉紧，皮筋的中点对应处即为此穴。

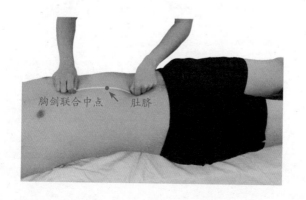

胸剑联合中点　　肚脐

第十四章　调理身体八会穴

215

◉ 膈俞　血会膈俞

腧穴位置

在背部，第7胸椎棘突下，由脊椎向左右旁开1.5寸（约患者2横指宽）。左右各1穴。

 针灸此穴可改善呃逆、胃炎、胃溃疡、肝炎、肠炎等，对心动过速也有一定的调理作用。

 在此穴刮痧还可防治哮喘、支气管炎、贫血、荨麻疹、小儿营养不良等。

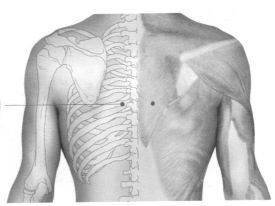

BL17 膈俞

第十四章　调理身体八会穴

216

"血会膈俞",故本穴适用于一切血液疾病,如贫血、白血病,以及饮食不下、呕吐、打呃不止、气喘、咳嗽、发热、吐血、荨麻疹、夜间出汗不止等。

· 按摩方法 ·

以拇指向下按压 30 秒后放开,重复按几次;或握空拳敲打数分钟。左右穴都做。

★ 小提示

正坐或俯卧位。两肩胛骨下角水平连线与脊柱相交所在的椎体即第 7 胸椎,从其棘突下缘旁开量 2 横指,按压有酸胀感处即为此穴。

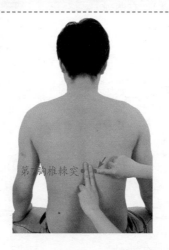

第7胸椎棘突

◎ 阳陵泉 筋会阳陵泉

腧穴位置

在膝外下方，腓骨小头斜下缘筋骨间凹陷处。左右各 1 穴。

针灸功效

针灸此穴可治疗下肢疾病，如膝关节炎、下肢瘫痪、踝扭伤等，对肩周炎、落枕也有调理作用。

刮痧功效

经常刮痧此穴，还可改善肝炎、胆结石、胆绞痛、便秘、高血压、肋间神经痛等。

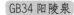
GB34 阳陵泉

肩臂痛、关节痉挛肿痛、下肢麻痹或萎缩、髌骨肿痛、半
身不遂、脚气、口苦、呕吐、黄疸、胁肋痛、胃溃疡、白带、
月经不畅、功能失调性子宫出血、小儿惊风痉挛。

· 按摩方法 ·

以拇指向下按压 30 秒后放开，重复按几次；或握空拳敲打
数分钟。左右穴都做。

★ 小提示

坐位，屈膝成 90 度。膝关节外下方，腓骨小头前下方
可触及一凹陷处即为此穴。

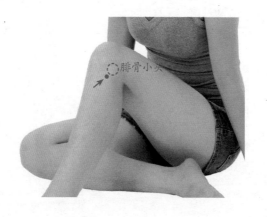

腓骨小头

太渊

脉会太渊

腧穴位置

掌后腕横纹桡侧端，桡动脉桡侧凹陷中。左右各 1 穴。

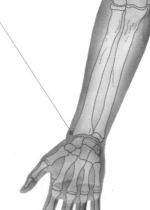

LU9 太渊

针灸功效 经常针灸此穴可治疗心动过速、无脉症、脉管炎、桡腕关节及周围软组织疾病、膈肌痉挛等。

按摩功效 长期按压此穴对呕吐、扁桃体炎、肺炎咳嗽有一定的调理保健功效。

咳嗽、气喘、咽喉肿痛、咯血、胸痛、心悸、心动过速、脉管炎、手腕手臂疼痛、腕肘无力或疼痛、头痛、偏头痛、牙痛等。

·按摩方法·

以拇指向下按压 30 秒后放开，重复按几次；或握空拳敲打数分钟。左右穴都做。

⭐ 小提示

伸臂侧掌。在腕横纹桡侧轻触桡动脉，从感觉到搏动处稍往桡侧移动，至凹陷处即为此穴。此穴正对经渠上方。

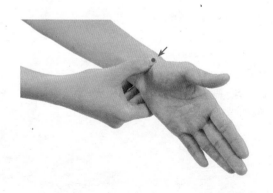

悬钟 髓会悬钟

腧穴位置

在小腿外侧，外踝尖往上 3 寸（约患者 4 横指宽），腓骨前缘。左右各 1 穴。

针灸功效 针灸此穴对中风后遗症、下肢痿痹、踝关节疼痛等有一定的保健作用。

按摩功效 腰扭伤、落枕时按摩此穴可明显改善症状。

刮痧功效 在此穴刮痧还可缓解头痛、扁桃体炎、鼻炎等。

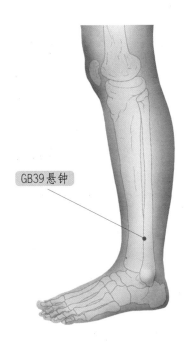

GB39 悬钟

· 主　治·

脊髓炎、中风、半身不遂、下肢麻痹或萎缩、小腿痉挛疼痛、腹胀、胁痛、颈项痛等。

· 按摩方法·

以拇指向下按压 30 秒后放开，重复按几次；或握空拳敲打数分钟。左右穴都做。

⭐ 小提示

坐位或侧卧位。从外踝尖直上量 4 横指，在腓骨前缘处，按压有酸胀感，即为此穴。

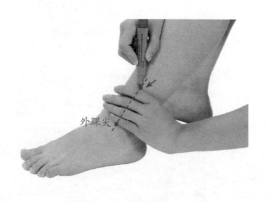

外踝尖

大杼 骨会大杼

腧穴位置

在背部，第 1 胸椎棘突下，由脊椎向左右旁开 1.5 寸（约患者 2 横指宽）。左右各 1 穴。

拔罐功效
在此穴拔罐可治疗支气管炎、支气管哮喘、肺炎、颈椎病、腰背肌痉挛、膝关节骨质增生等。

刮痧功效
长期在此穴刮痧可缓解头痛、咽炎、感冒等。

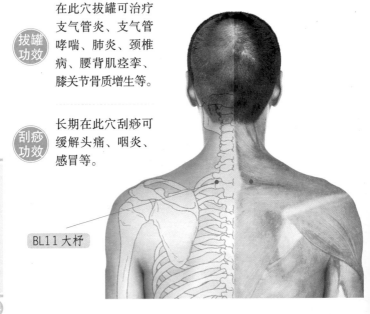

BL11 大杼

骨结核、颈椎病、肩胛酸痛、腰背肌痉挛、肺结核、肺炎、咳嗽、发热、扁桃体炎等。

· 按摩方法 ·

以拇指向下按压 30 秒后放开，重复按几次；或握空拳敲打数分钟。左右穴都做。

⭐ 小提示

正坐低头或俯卧位。双手垫于胸前，屈颈，可见颈背部交界处椎骨有一高突，并能随颈部左右摆动而转动者即是第 7 颈椎，再向下推 1 个椎骨（即第 1 胸椎），从该椎骨棘突下旁开量 2 横指，按压有酸胀感处即为此穴。

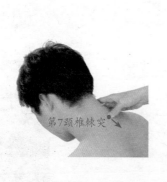

第7颈椎棘突

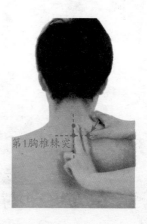

第1胸椎棘突

第十四章　调理身体八会穴

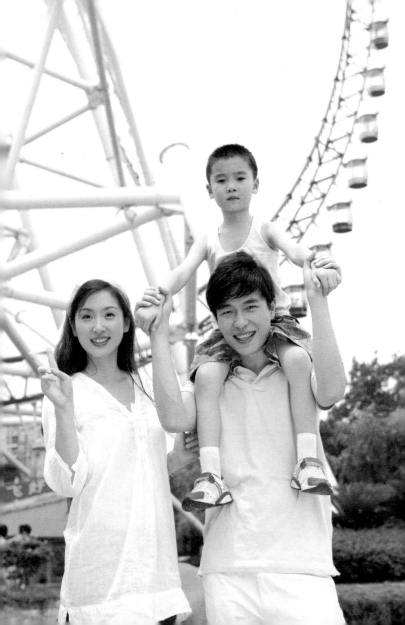

第十五章

急救、止痛穴位

坊间只流传中风时针刺十宣之法，事实上还有很多单一穴位具有急救、止痛功效，日常生活中只要是突发急症，一般都可以用其救急。本单元介绍日常发生紧急状况时可用来救急的 14 个穴位，它们可以帮助暂时改善疼痛、麻木、意识不清等症状，为进一步接受治疗建立良好的基础，甚或是为送达医院救治赢取时间。

水沟(人中)

腧穴位置

在面部，人中沟的上 1/3 与中 1/3 交接处。仅有 1 穴。

按摩功效

按压此穴可用于急救，如昏迷、晕厥等。急性腰扭伤时按揉此穴可明显缓解疼痛。

针灸功效

针灸此穴对小儿惊风、心腹绞痛、癫痫、精神分裂症、低血压有较好效果。

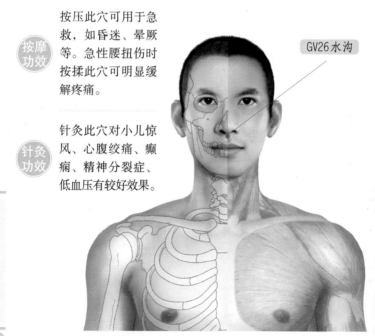

GV26 水沟

本穴为颜面血液回流中心，主治昏迷、中风、癫狂、躁郁症、口眼歪斜、面肿、腰中心痛等。

· 按摩方法 ·

以拇指向上斜按 20 秒后放开，再重复几次。经常按摩能强心增氧。

⭐ 小提示

仰靠坐或仰卧位。面部人中沟上 1/3 处，用力按压有酸胀感处即为此穴。

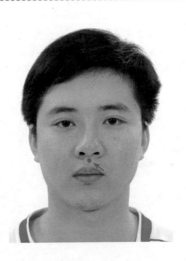

劳宫

癫痫发作口吐白沫急救，止心痛

腧穴位置

在手掌心，第 2、3 掌骨之间偏于第 3 掌骨，握拳时中指尖所指处，即约手掌心。左右各 1 穴。

按摩功效
按摩此穴还可治疗癔病、精神病、小儿惊厥等。

针灸功效
针灸此穴对食欲不振、口腔炎、牙龈炎、手指麻木、高血压等也有调理保健作用。

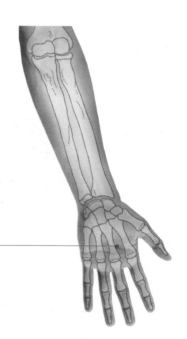

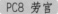
PC8 劳宫

第十五章 急救、止痛穴位

230

本穴为上肢血液回流中心,主治心痛、口吐白沫、癫痫、癫狂、呕吐、反胃、口臭、手汗多等。

· 按摩方法 ·

以拇指向下按压（与皮肤垂直）30秒后放开，重复几次。左右穴都做。

★ 小提示

握拳屈指。中指尖所指掌心处,按压有酸痛感,即为此穴。

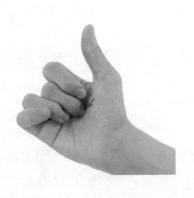

涌泉

急救溺水所致之昏迷不醒，止头痛

腧穴位置

在足底，足底上 1/3 与中 1/3 交接处（足趾不算在内），或屈足蜷趾时足心最凹陷中。左右各 1 穴。

按摩此穴可治疗神经精神系统疾病，还可缓解咽喉疼痛。

针灸此穴对胃痉挛、遗尿、足底痛、支气管炎、心肌炎、糖尿病等有一定的疗效。

KI1 涌泉

本穴为下肢血液回流中心。主治昏迷不醒、溺水、头昏、头痛、婴幼儿抽筋痉挛、咽喉疼痛、失音声哑、大小便困难、高血压等。

· 按摩方法 ·

以拇指向下按压(与皮肤垂直),30秒后放开。左右穴都做。

★ 小提示

俯卧或仰卧位,卷足。足底前 1/3 处可见有一凹陷处,按压有酸痛感,即为此穴。

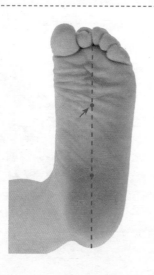

十宣

降低中风者的脑压，止喉痛

腧穴位置

十指尖端处，距指甲 0.1 寸。

按摩功效

若遇昏迷、休克、中暑、惊厥等情况，掐按此穴可起到急救作用。

针灸功效

针灸此穴对急性咽喉炎、急性胃肠炎以及高血压、手指麻木等也有较好疗效。

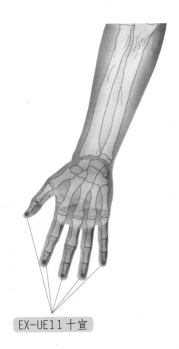

EX-UE11 十宣

第十五章　急救、止痛穴位

234

十指连心,心通脑,故在十指尖放血,能预防中风症状恶化。主治昏迷不醒、中风、癫痫、癫狂、高热不退、喉咙红肿疼痛、小儿抽筋痉挛、手指麻木等。

以拇指和食指夹按30秒后放开,重复几次。双手10穴都做。

★ 小提示

仰掌,十指微屈。在手十指尖端,距指甲游离缘0.1寸,即为此穴。

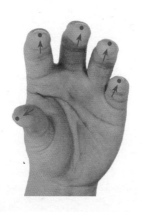

阑尾

缓解急慢性盲肠炎、阑尾炎之疼痛

腧穴位置

在小腿外侧，屈膝时外膝凹往下5寸（约患者7横指宽），再由胫骨前缘往外，约患者1横指宽，下压有痛感处。左右各1穴。

针灸功效

针灸此穴对急、慢性阑尾炎有一定的调理作用。

刮痧功效

此穴刮痧还可改善消化不良、胃炎、下肢瘫痪等。

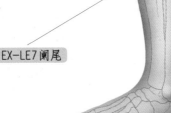

EX-LE7阑尾

本穴为盲肠炎、阑尾炎急用穴。主治急性或慢性阑尾炎、盲肠炎，消化不良，下肢瘫痪。

· 按摩方法 ·

以拇指向下按压（与皮肤垂直）30 秒后放开，重复几次；或握空拳敲打数分钟。左右穴都做。

⭐ 小提示

正仰卧或正坐垂足。用手从膝盖正中往下摸可感有一骨性隆起（即胫骨粗隆），从此隆起外下缘直下量拇指 1 横指，再向下量 3 横指，距胫骨前缘 1 横指处即为此穴。

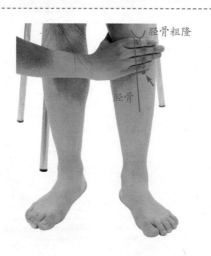

胫骨粗隆

胫骨

○ 胆囊 缓解胆囊炎疼痛

腧穴位置

在膝外下方，腓骨小头斜下缘筋骨间（阳陵泉），再直下
2寸（约患者3横指宽）压痛处。左右各1穴。

针灸功效 针灸可缓解胆道感染、胆道蛔虫、胸胁痛等。

刮痧功效 在此穴刮痧对下肢麻痹、耳聋也有调理作用。

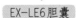

EX-LE6 胆囊

·主 治·

本穴为胆囊炎急用穴，主治急性或慢性胆囊炎、消化不良、胆结石症、胆道蛔虫症、下肢麻痹或萎缩。

·按摩方法·

以拇指向下按压（与皮肤垂直）30秒后放开，重复几次；或握空拳敲打数分钟。左右穴都做。

★ 小提示

正坐垂足或仰卧。先取阳陵泉，再自阳陵泉直下量3横指，按压有明显酸痛感处，即为此穴。

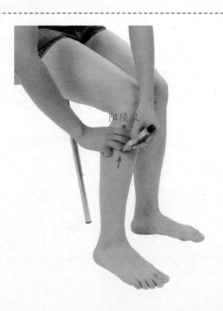

阳陵泉

合谷

缓解各种疼痛，尤其是上半身病痛

在手背第 1、2 掌骨之间，约第 2 掌骨桡侧中点处。左右各 1 穴。

 针灸功效 针灸此穴还可治疗癫痫、中风偏瘫、小儿惊厥等。

 拔罐功效 此穴拔罐，还可缓解腰扭伤、落枕、腕关节痛。

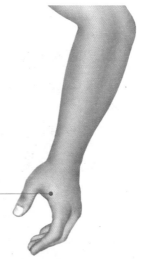

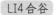 LI4 合谷

第十五章 急救、止痛穴位

240

头痛、偏头痛、颈项痛、咽喉肿痛、胃痛、痛经、下腹痛、牙痛、上肢疼痛、滞产、婴幼儿抽筋痉挛、月经不调、鼻病、脸颊肿大、口眼歪斜、耳聋、便秘等。凡身体上各种疼痛，尤其是上半身问题，都可按压本穴而获得改善。

· 按摩方法 ·

以拇指向下按压（与皮肤垂直方向）30秒后放开，再重复几次。左右穴都做。孕妇禁用。

⭐ 小提示

拇、食两指张开。以另一手的拇指指间横纹正对虎口指蹼缘上，屈指，拇指尖所指之处，按压有明显酸胀感，即为此穴。

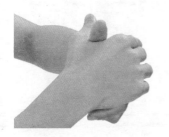
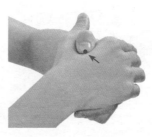

足三里

缓解各种疼痛，尤其是腹部、下半身病痛

腧穴位置

在小腿外侧，屈膝时外膝凹至外踝尖的连线上，约外膝凹处往下3寸（约患者4横指宽），再由胫骨前缘往外，约患者1横指宽处。左右各1穴。

针灸功效

针灸此穴有调理脾胃、养生保健的功效，可以治疗消化系统、泌尿系统、心脑血管系统等疾病，对于预防流感、中风也有一定的作用。

按摩功效

经常按摩此穴可以增强体质、消除疲劳、延缓衰老，还可降低血脂。

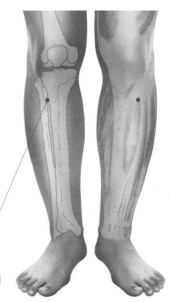

ST36足三里

腹痛、胃痛、腹胀、胁痛、膝痛、胫痛、脚气、腰酸背痛；
中风瘫痪、腹泻、痢疾、呕吐、打呃不止、气喘、咳嗽、
失眠等。凡身体上各种疼痛，尤其是腹部及下半身问题，
按压本穴后都能迅速获得改善。

· 按摩方法 ·

以拇指向下直按 30 秒后放开，重复按压几次；或握空拳敲
打数分钟。左右穴都做。孕妇禁用。

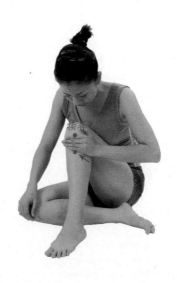

★ 小提示

坐位屈膝。先取犊鼻，自犊鼻直下量 4 横指，按压有酸胀感处即为此穴。

第十五章　急救、止痛穴位

243

○ 内关 止晕、止吐、止痛最佳

腧穴位置

在前臂前区，由腕掌侧远端横纹正中往上2寸（约患者3横指宽），掌长肌腱与桡侧腕屈肌腱之间。左右各1穴。

长期在此穴刮痧，还可改善癫痫、失眠、头痛、膈肌痉挛、哮喘等。

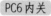

PC6 内关

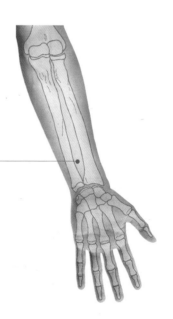

烦躁、癫狂、癫痫、胸闷缺氧、心痛、心悸、肘臂痛、胃痛、呕吐、恶心、打呃不止、失眠等。

·按摩方法·

以拇指向下直按30秒后放开，重复按压几次。左右穴都做。孕妇禁用。

·附　注·

因晕车、晕船而想吐，马上按压内关、合谷，立即见效。

> ★ 小提示
>
> 伸臂仰掌，微屈腕握拳。从腕横纹向上量3横指，在掌长肌腱与桡侧腕屈肌腱（手臂内侧可触摸到两条索状筋，握拳用力屈腕明显可见）之间的凹陷中，按压酸胀感处即为此穴。

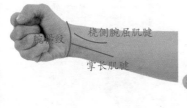
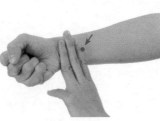

◉ 三阴交 多数下半身疼痛均适用

小腿内侧，足内踝尖直上3寸（约患者4横指宽），胫骨内侧后缘。左右各1穴。

针灸功效 针灸此穴对消化、泌尿系统疾病也有调理作用。

按摩功效 经常按摩此穴对癫痫、神经衰弱等也有保健功效。

拔罐功效 在此穴拔罐还可治疗高血压，糖尿病，荨麻疹等。

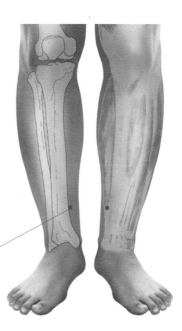

SP6 三阴交

第十五章 急救、止痛穴位

246

月经疼痛、经血不止、腹痛、腹泻、腹胀、阴部痛肿、滞产、小便不畅、疝气痛、头痛、眩晕、失眠等。

· 按摩方法 ·

以拇指向下直按 30 秒后放开，重复做几次。左右穴都做。孕妇禁用。

★ 小提示

正坐或仰卧。手 4 指并拢，小指下边缘紧靠内踝尖上，示指上缘所在水平线与胫骨后缘的交点，按压有酸胀感处，即为此穴。

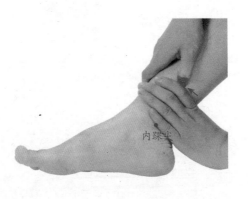

内踝尖

大椎

消除气喘，缓解颈痛

腧穴位置

第 7 颈椎棘突下凹陷中，后正中线上，约与肩齐平。仅有 1 穴。

拔罐功效 在此穴拔罐可减轻感冒、发热、头痛、眩晕、咳嗽、气喘、风疹等。

刮痧功效 在此穴刮痧可缓解肩颈疼痛、颈肩部肌肉痉挛、落枕等。

艾灸功效 艾灸此穴还可提高人体免疫力，缓解四肢冰冷的情况。

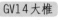

GV14 大椎

第十五章 急救、止痛穴位

发热、咳嗽、气喘、颈项僵硬疼痛、背部紧痛、脊椎疾病、癫痫、疟疾等。

· 按摩方法 ·

以拇指斜向上按压 30 秒后放开，重复做几次；或握空拳轻轻敲打数分钟。

⭐ 小提示

俯卧位或坐位。低头，可见颈背部交界处椎骨有一高突，并能随颈部左右摆动而转动者即是第 7 颈椎，其棘突下凹陷处即为此穴。

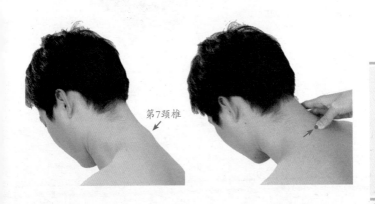

第7颈椎

哑门

腧穴位置

后发际正中直上 0.5 寸（约患者 1 小指宽），即第 1 颈椎下凹陷中。仅有 1 穴。

针灸功效 针灸此穴能有效改善舌强不语、暴喑、癫痫症状。

按摩功效 按摩此穴还可治疗头痛、颈肌痉挛等。

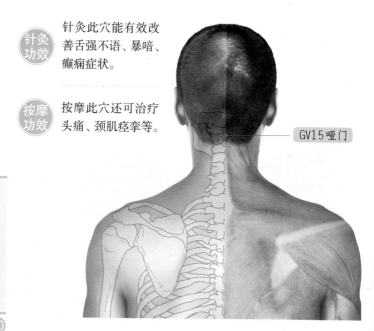

GV15 哑门

中风、舌头僵硬、言语不利、癫痫或发狂、突然失声、后头痛、颈部紧痛、鼻血不止等。

·按摩方法·

以拇指向下直按 30 秒后放开，重复按几次；或握空拳敲打数分钟。

⭐ 小提示

正坐伏案低头或俯卧位。从后发际正中直上半横指，按压有酸胀感处即为此穴。

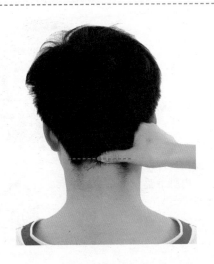

百会

诸阳之会，适用于迅速提升阳气

腧穴位置

位于头部正中线上，约当两耳尖连线中点，或前、后发际正中连线的中点向前 1 寸凹陷中。仅有 1 穴。

刮痧功效

在此穴刮痧可改善眩晕、失眠、健忘、神经衰弱、高血压、头痛、癫痫、中风后偏瘫等情况。

按摩功效

经常按摩此穴对脑供血不足、老年性痴呆、更年期综合征也有好处。

针灸功效

针灸此穴还可缓解脱肛、内脏下垂、腹泻等。

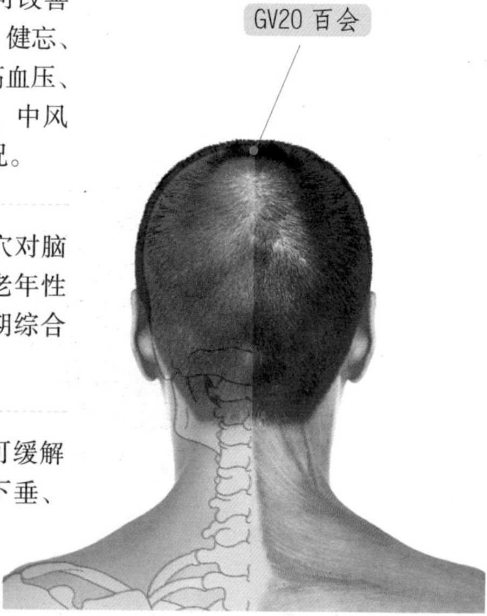

本穴属督脉，为诸阳之会，刺激本穴可迅速提升阳气。主治昏迷、中风、舌头僵硬、言语不利、癫狂、眩晕、耳鸣、头痛、鼻塞、脱肛、阴部肿大等。

· 按摩方法 ·

以拇指向下直按 30 秒后放开，重复按几次；或握空拳敲打数分钟。

⭐ 小提示

正坐或仰卧位。取两耳尖连线与头正中线相交，按压有凹陷处，即为此穴。

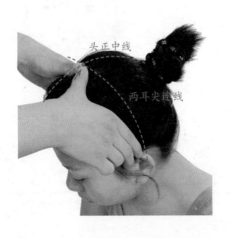

头正中线

两耳尖连线

素髎

急救昏迷不醒，也适用于治疗鼻病

腧穴位置

在鼻尖正中处。仅有 1 穴。

针灸功效

针灸此穴可改善鼻塞、鼻流清涕、鼻出血、鼻炎等症状。

按摩功效

惊厥、昏迷时按压此穴有一定的急救作用。

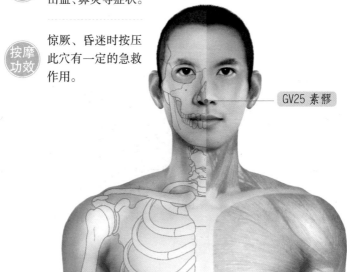

GV25 素髎

·主　　治·

昏迷不醒、鼻塞、鼻血不止、鼻炎、酒糟鼻等。

·按摩方法·

以食指斜向上斜按 20 秒后放开，重复按摩几次。

★ 小提示

坐位或仰卧。在面部鼻尖的正中央(最高点处)即为此穴。

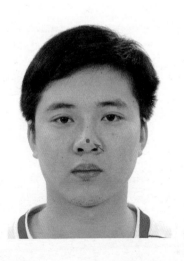

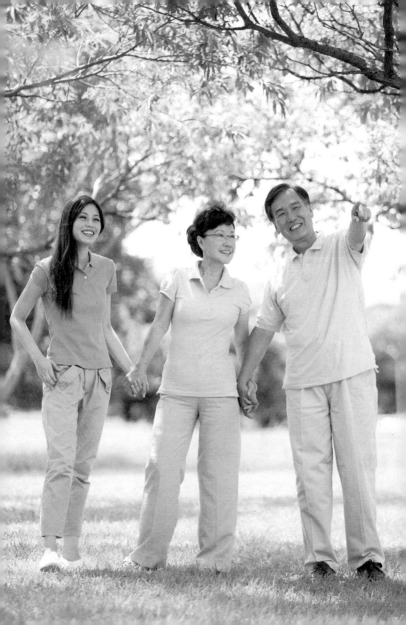

第十六章

各经络急救穴位

　　人体有十二经脉，即手太阴肺经、手厥阴心包经、手少阴心经、手阳明大肠经、手少阳三焦经、手太阳小肠经、足阳明胃经、足少阳胆经、足太阳膀胱经、足太阴脾经、足厥阴肝经、足少阴肾经，它们分别对应人体十二脏腑；每一条经络上有一个郄穴（急性症状要穴），只要在其相应的单一穴位上按摩、敲打或针灸，就可以马上收到缓解急性症状的作用，因而在日常生活中特别有用。本章选取 10 个常用经络急救穴详细为您解析。

⊙ 外丘 胆经急救穴

腧穴位置

在小腿外侧,外踝尖往上7寸(约患者9横指宽)的腓骨前缘。左右各1穴。

 针灸功效
针灸此穴对腓神经痛、下肢麻痹有很好的调理作用。

 刮痧功效
经常在此穴刮痧能改善踝关节周围软组织疾病。

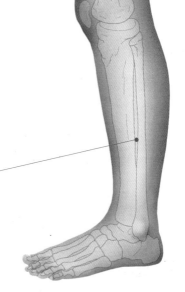

 GB36 外丘

急性胆囊疾病，以及因此引起之胸胁痛、腿痛、颈项痛等症状。

以拇指向下按 30 秒后放开，重复几次；或握空拳敲打数分钟。左右穴都做。

★ 小提示

坐位或仰卧位。取一标有二等分线的弹性皮筋，将皮筋的两端分别与外踝尖及腘横纹对齐拉紧，再从皮筋中点向下量拇指 1 横指，在腓骨前缘处，按压有酸胀感，即为此穴。

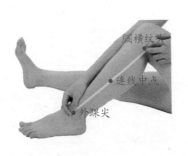

腘横纹

连线中点

外踝尖

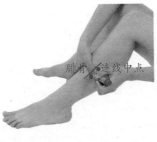

腓骨　连线中点

中都

在小腿内侧，内踝尖直上7寸（约患者9横指宽）。左右各1穴。

在此穴按摩可治疗月经过多和崩漏、产后恶露不绝。

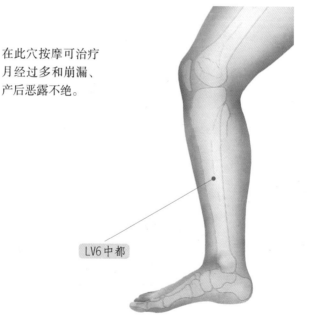

LV6 中都

急性肝病，以及因此引起之腹痛、腹泻、腹胀、胁痛；疝气、经血不止等。

·按摩方法·

以拇指向下按压 30 秒后放开，重复按压几次。左右穴都做。

★ 小提示

膝盖下缘内侧凹（即阴陵泉）至内踝尖为 13 寸，取阴陵泉与内踝尖中点，往上一横指及中都。

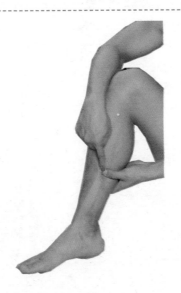

孔最 肺经急救穴

在前臂掌侧，尺泽与太渊连线上，约腕横纹上 7 寸。即尺泽与太渊连线的中点向上 1 拇指宽处。左右各 1 穴。

针灸此穴可治疗肺结核咯血、支气管炎、支气管哮喘等。

坚持按摩此穴，对咽喉炎、扁桃体炎也有一定的缓解作用。

肘臂痛、手关节痛时，在此穴刮痧能明显减轻疼痛。

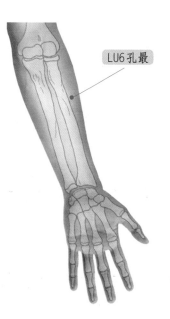

LU6 孔最

· 主　治 ·

急性肺部疾病，症见气喘、咳嗽、咯血、胸痛、咽喉肿痛；肘臂酸痛等。

· 按摩方法 ·

以拇指向下按压 30 秒后放开，重复几次；或握空拳敲打数分钟。左右穴都做。

★ 小提示

伸臂侧掌。先确定尺泽与太渊的位置。从尺泽与太渊连线的中点处向上量拇指 1 横指，桡骨内侧缘处即为此穴。

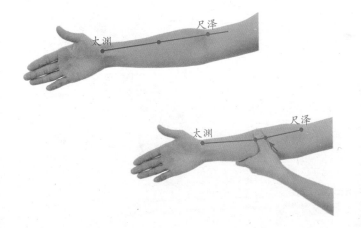

温溜 大肠经急救穴

腧穴位置

在手臂上，当屈肘时，前臂背侧阳溪和曲池的连线上，腕背侧横纹上 5 寸。左右各 1 穴。

 按摩功效　按摩此穴可治疗头面疾病，如口腔炎、舌炎、腮腺炎、扁桃体炎等。

 拔罐功效　在此穴拔罐还可缓解前臂疼痛。

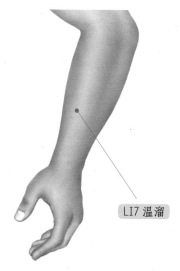

LI7 温溜

急性大肠疾病，症见腹痛、肠鸣；面肿、头痛、咽喉痛、肘臂酸痛等。

· 按摩方法 ·

以拇指向下按压 30 秒后放开，重复按几次；或握空拳敲打数分钟。左右穴都做。

★ 小提示

伸臂，掌向下。先确定阳溪与曲池的位置，从阳溪与曲池连线的中点处向下量拇指 1 横指处即为此穴。

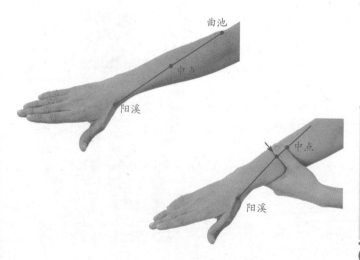

第十六章　各经络急救穴位

265

梁丘 胃经急救穴

腧穴位置

在大腿外侧，屈膝时约髌骨下缘往上 2 寸（约患者 4 横指宽）。左右各 1 穴。

针灸功效　针灸此穴可缓解胃痉挛、胃炎、腹泻，胃痛时按压此穴可及时止痛。

拔罐功效　在此穴拔罐可缓解风湿性关节炎、髌上滑囊炎、髌骨软化症、膝关节疾病等。

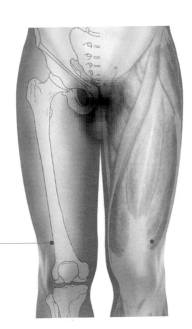

ST34梁丘

第十六章　各经络急救穴位

急性胃病，症见腹痛、胃痛、腹胀、胁痛；乳房肿块、膝胫疼痛、下肢麻痹不适等。

· 按摩方法·

以拇指向下按 30 秒后放开，重复几次；或握空拳敲打数分钟。左右穴都做。

★ 小提示

正坐屈膝。下肢用力蹬直时，髌骨外上缘上方可见一凹陷，此凹陷正中处即为此穴。

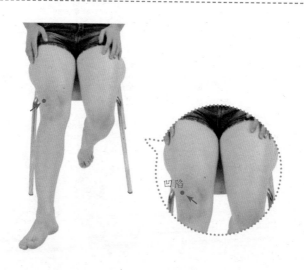

凹陷

地机

脾经急救穴

腧穴位置

在小腿内侧，内踝尖与阴陵泉的连线上，阴陵泉下3寸（约患者4横指宽）。左右各1穴。

在此穴拔罐对下肢痿痹、腰痛也有一定的疗效。

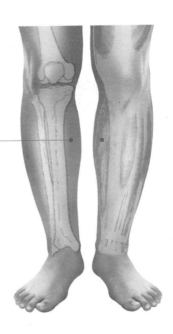

SP8地机

急性脾脏疾病，以及腹痛、腹泻、腹胀、水肿、月经疼痛、月经不畅、小便不畅等。

· 按摩方法 ·

以拇指向下按压 30 秒后放开，重复几次。左右穴都做。孕妇禁用。

★ 小提示

正坐或仰卧。先确定阴陵泉的位置，从阴陵泉直下量 4 横指，在胫骨内侧缘，按压有酸胀感，即为此穴。

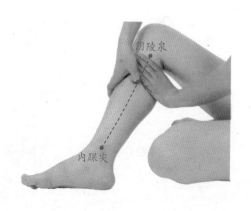

阴陵泉

内踝尖

第十六章　各经络急救穴位

269

⊙ 养老 小肠经急救穴

腧穴位置

在尺骨小头背面，取穴时掌心向胸，当尺骨茎突之桡侧骨缝中。左右各 1 穴。

艾灸功效
坚持艾灸此穴可治疗脑血管病后遗症、肩臂部神经痛、近视眼等。

按摩功效
急性腰扭伤、落枕时，按摩此穴，可明显缓解症状。

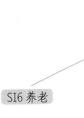

SI6 养老

第十八章 各经络急救穴位

270

急性肠道疾病，以及手臂疼痛、目视不明等。

·按摩方法·

以拇指向下按压 30 秒后放开，重复几次；或握空拳敲打数分钟。左右穴都做。

★小提示

屈腕，掌心向胸，在手腕小指侧可摸到一凸起高骨（尺骨小头），沿高骨的最高点往桡侧推，可触及一骨缝，按之有酸胀感处即为此穴。

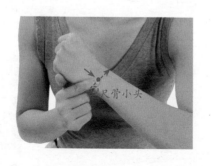

尺骨小头

⊙ 阴郄 心经急救穴

在前臂掌面内侧，腕掌侧横纹往上 0.5 寸处（约患者 1 小指宽），即尺侧腕屈肌腱之桡侧。左右各 1 穴。

 艾灸功效
坚持艾灸此穴可调理心绞痛、神经衰弱、癫痫等。

 按摩功效
鼻出血时按揉此穴可帮助止血。

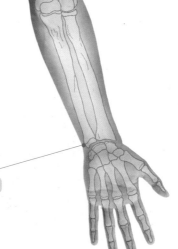

HT6 阴郄

急性心脏疾病，症见心痛、喘急、惊悸；鼻血不止、吐血、夜里出汗不止等。

· 按摩方法 ·

以拇指向下按压 30 秒后放开，重复几次；或握空拳敲打数分钟。左右穴都做。

★ 小提示

伸肘仰掌，用力握拳。在手前臂内侧可触摸到两条大筋（尺侧腕屈肌腱和指浅屈肌腱），沿两筋之间的凹陷，从腕横纹向上量拇指半横指，拇指指甲中点所对，按压有酸胀感处即为此穴。

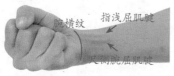

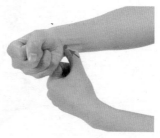

金门 膀胱经急救穴

腧穴位置

在外踝尖前缘直下，当骰骨外侧凹陷中。左右各 1 穴。

针灸功效
坚持针灸此穴可调理癫痫、小儿惊风、头痛等。

按摩功效
经常按摩此穴对膝关节炎、踝扭伤、足底痛也有一定的保健作用。

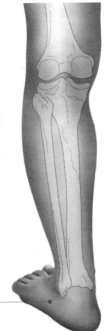
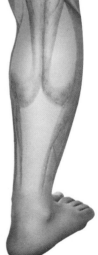

BL63 金门

急性膀胱疾病、发狂、癫痫、小儿抽筋痉挛、腰痛、外踝痛、下肢痉挛或痿痹等。

· 按摩方法 ·

以拇指向下按压 30 秒后放开，重复几次；或握空拳敲打数分钟。左右穴都做。

⭐ **小提示**

正坐垂足着地或俯卧位。在申脉前下方，当脚趾向上翘起可见一骨头凸起，即是骰骨，骰骨外侧可触及一凹陷，按压有酸胀感，即为此穴。

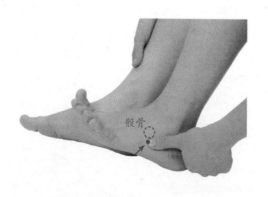

骰骨

水泉 肾经急救穴

在内踝与跟腱之间凹陷处再直下 1 寸（约患者 1 拇指宽），即跟骨结节内侧前上方凹陷处。左右各 1 穴。

针灸功效

针灸此穴可调理月经不调、闭经、月经过少、子宫脱垂、不孕症等。

按摩功效

经常按摩此穴对小便不利、近视眼也有一定的保健功效。

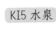

KI5 水泉

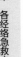

急性肾脏疾病、小便不利、阴部肿大、月经不调、月经疼痛、眼目昏花等。

·按摩方法·

以拇指向下按压 30 秒后放开，重复几次；或握空拳敲打数分钟。左右穴都做。

★ 小提示

坐位垂足或仰卧位。先取太溪，由太溪直下量拇指 1 横指处，按压有酸胀感，即为此穴。

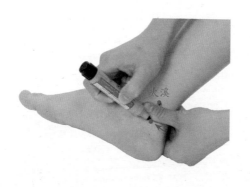

爱生活享健康丛书

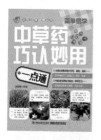

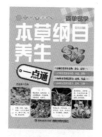

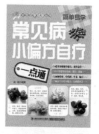

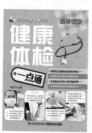

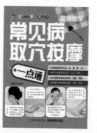

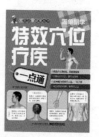

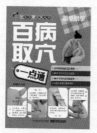

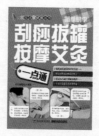

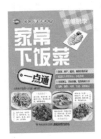
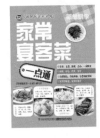
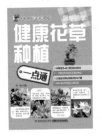
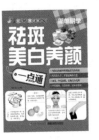
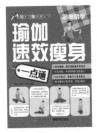
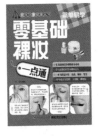
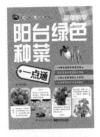
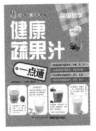
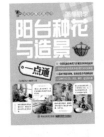
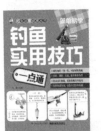
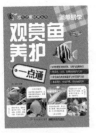
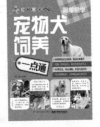